Dr. Jaya Raju Nandikola
Dr. Keerthi Priya Mekala
S. Dinesh Kumar

Farmacologia - I Prática

Dr. Jaya Raju Nandikola
Dr. Keerthi Priya Mekala
S. Dinesh Kumar

Farmacologia - I Prática

Farmacologia - I Manual de laboratório

ScienciaScripts

Cover image: www.ingimage.com

This book is a translation from the original published under ISBN 978-620-7-64174-1.

Publisher:
Sciencia Scripts
is a trademark of
Dodo Books Indian Ocean Ltd. and OmniScriptum S.R.L publishing group

120 High Road, East Finchley, London, N2 9ED, United Kingdom
Str. Armeneasca 28/1, office 1, Chisinau MD-2012, Republic of Moldova, Europe
Printed at: see last page
ISBN: 978-620-7-70210-7

MANUAL PRÁTICO DE LABORATÓRIO

BP408P - FARMACOLOGIA - I

B. PHARM 4TH SEMESTRE

Conteúdo

1. INTRODUÇÃO À FARMACOLOGIA EXPERIMENTAL ... 3

2. INSTRUMENTOS DE USO CORRENTE EM FARMACOLOGIA EXPERIMENTAL ... 6

3. ESTUDO DOS ANIMAIS COMUNS DE LABORATÓRIO ... 19

4. MANUTENÇÃO DE ANIMAIS DE LABORATÓRIO DE ACORDO COM AS DIRECTRIZES DO CPCSEA ... 26

5. TÉCNICAS LABORATORIAIS COMUNS. COLHEITA DE SANGUE, SEPARAÇÃO DO SORO E DO PLASMA, ANESTÉSICOS E EUTANÁSIA UTILIZADOS EM ESTUDOS COM ANIMAIS ... 33

6. ESTUDO DE DIFERENTES VIAS DE ADMINISTRAÇÃO DE FÁRMACOS EM RATINHOS/RATOS ... 42

7. ESTUDO DO EFEITO DOS INDUTORES DAS ENZIMAS MICROSSOMAIS HEPÁTICAS SOBRE O TEMPO DE SONO DA FENOBARBITONA EM RATINHOS ... 46

8. EFEITO DOS FÁRMACOS NA MOTILIDADE CILIAR DO ESÓFAGO DA RÃ ... 48

9. EFEITO DOS MEDICAMENTOS NO OLHO DO COELHO ... 52

10. EFEITOS DOS RELAXANTES MUSCULARES ESQUELÉTICOS UTILIZANDO O APARELHO ROTA-ROD ... 54

11. EFEITO DOS MEDICAMENTOS NA ACTIVIDADE LOCOMOTORA UTILIZANDO O ACTOFOTÓMETRO ... 56

12. EFEITO ANTICONVULSIVO DE FÁRMACOS PELO MÉTODO MES E PTZ ... 59

13. ESTUDO DA ESTEREOTIPIA E DA ACTIVIDADE ANTI-CATATÓNICA DE FÁRMACOS EM RATOS/CAMUNDONGOS ... 63

14. ESTUDO DA ACTIVIDADE ANSIOLÍTICA DE FÁRMACOS EM RATOS/CAMUNDONGOS ... 68

15. ESTUDO DOS ANESTÉSICOS LOCAIS POR DIFERENTES MÉTODOS ... 79

REFERÊNCIAS: ... 88

1. INTRODUÇÃO À FARMACOLOGIA EXPERIMENTAL

Definições:

Farmacologia: Derivado de "pharmacon" que significa medicamento e "logus" que significa discurso ou estudo, a farmacologia é o estudo exaustivo dos medicamentos, englobando a sua farmacodinâmica, farmacocinética e toxicidade.

Farmacologia clínica: Este ramo dedica-se à investigação científica dos efeitos dos tratamentos medicamentosos no ser humano.

Farmacocinética: Examina os processos de absorção, distribuição, metabolismo e excreção de medicamentos, concentrando-se essencialmente na forma como o corpo interage com os medicamentos.

Farmacodinâmica: Investiga os mecanismos e locais de ação dos fármacos, explorando os seus efeitos no organismo.

Absorção: Descreve o movimento de um medicamento do local de administração para a corrente sanguínea ou circulação sistémica.

Distribuição: Refere-se à disseminação de um fármaco da corrente sanguínea para vários compartimentos corporais, como gordura, músculos, tecidos e órgãos.

Metabolismo: Envolve a transformação de fármacos em metabolitos para eventual eliminação do organismo.

Eliminação ou Excreção: Processo pelo qual os medicamentos são removidos do organismo, completando o seu percurso farmacocinético.

Biodisponibilidade: Representa a proporção de uma dose administrada de um medicamento que atinge a circulação sistémica inalterada.

Medicamento: O componente ativo responsável pelo diagnóstico, tratamento, atenuação ou prevenção de doenças ou perturbações em seres humanos ou animais.

Medicamentos: Inclui substâncias que fornecem medicamentos em formas estáveis e aceitáveis, contendo frequentemente aditivos como lubrificantes, aglutinantes e edulcorantes.

Farmacoepidemiologia: Investiga os efeitos dos medicamentos em grandes populações.

Farmacogenómica: Aplicação de tecnologias genómicas à descoberta de novos fármacos e à caraterização dos já existentes.

Neurofarmacologia: Estuda os efeitos dos medicamentos no funcionamento do sistema nervoso central e periférico.

Psicofarmacologia: Examina a forma como os medicamentos afectam a psique, observando alterações no comportamento e nos processos mentais, e a sua correlação com acontecimentos moleculares.

Farmacogenética: Envolve testes clínicos para identificar variações genéticas que influenciam as respostas individuais aos medicamentos.

Farmacologia Teórica: Preocupação com os aspectos matemáticos e estatísticos da farmacologia.

Posologia: Determina a forma como os medicamentos devem ser doseados, tendo em conta factores como a idade, o clima, o peso e o sexo.

Farmacognosia: centra-se na identificação, utilização e desenvolvimento de substâncias medicinais derivadas de fontes biológicas, nomeadamente plantas.

Farmacovigilância (PV): Engloba as actividades científicas destinadas a detetar, avaliar, compreender e prevenir efeitos adversos ou outros problemas relacionados com medicamentos.

Efeitos secundários: Efeitos secundários de medicamentos ou tratamentos médicos que são tipicamente indesejáveis mas previsíveis.

Efeitos adversos: Efeitos secundários imprevisíveis de medicamentos ou tratamentos médicos, frequentemente de natureza indesejável.

Efeitos tóxicos: Efeitos nocivos dos medicamentos, normalmente dependentes da dose e que ocorrem em excesso.

Objectivos da farmacologia experimental:

A farmacologia experimental engloba vários objectivos:

- Triagem de substâncias medicamentosas quanto às suas actividades biológicas.
- Investigação da toxicidade dos medicamentos.
- Explorar o mecanismo de ação e o local de ação dos medicamentos.

A farmacologia experimental envolve duas fases principais:

a) Experiências pré-clínicas:

Estas experiências envolvem estudos em animais destinados a avaliar a segurança, a eficácia, a farmacocinética e a farmacodinâmica de um novo medicamento ou formulação.

O principal objetivo dos estudos pré-clínicos é reunir dados suficientes para determinar se é razoavelmente seguro prosseguir com os ensaios em seres humanos.

As experiências iniciais utilizam normalmente roedores como ratinhos, ratos, porquinhos-da-índia, hamsters e coelhos.

Subsequentemente, os candidatos bem sucedidos avançam para modelos animais maiores, como gatos, cães e macacos.

Ao longo deste processo de avaliação, os compostos desfavoráveis são eliminados em cada fase, resultando em apenas alguns compostos seleccionados que passam a ser considerados para administração humana.

b) Experiências clínicas:

Após os estudos pré-clínicos, são efectuadas experiências clínicas.

Em farmacologia clínica, a eficácia, a segurança e a farmacocinética de uma substância medicamentosa são avaliadas através da administração controlada a voluntários humanos saudáveis e a populações de doentes.

Apenas os medicamentos considerados seguros e eficazes em estudos pré-clínicos (em animais) são objeto de uma investigação mais aprofundada em ensaios clínicos.

Fases do percurso clínico

1. **Fase I:** Primeiro no homem - Segurança
2. **Fase II:** primeiro no doente - dose, forma de dosagem
3. **Fase III:** Eficácia, reacções adversas
4. **Fase IV ou vigilância pós-comercialização:** avaliação no contexto clínico real

2. INSTRUMENTOS HABITUALMENTE UTILIZADOS EM FARMACOLOGIA EXPERIMENTAL

Equipamento 1: Equipamento utilizado para isolar e perfundir o coração de rã

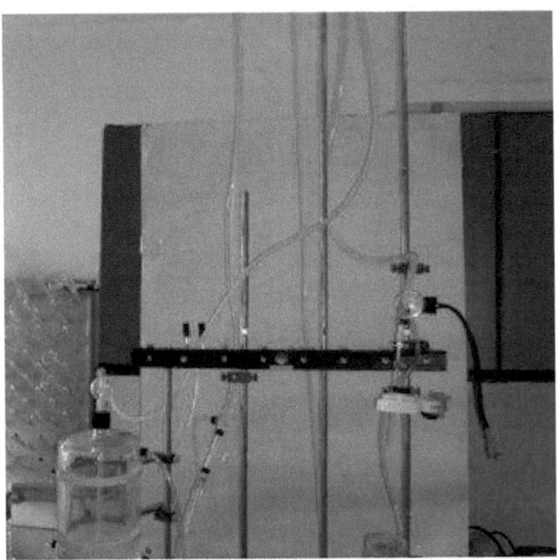

1. Reservatório: Um reservatório ótimo é concebido para fornecer solução fisiológica de forma consistente, mantendo uma taxa fixa e uma pressão constante. Os separadores de vidro também podem servir como reservatórios práticos.

2. Frasco de Mariotte: Este aparelho é constituído por um frasco de aspiração equipado com uma rolha hermeticamente fechada, perfurada por um tubo de vidro que se estende quase até ao fundo do frasco. Funciona como um regulador de pressão fiável, uma vez que a pressão corresponde sempre ao nível inferior do tubo de vidro, independentemente do volume de líquido que se encontra por cima na garrafa.

3. Alavancas de escrita: Estas alavancas são utilizadas para registar e amplificar as respostas de tecidos isolados a fármacos. São fixadas aos tecidos isolados para documentar vários tipos de contracções.

a. Alavancas de escrita frontais: Especificamente concebida para registar contracções isotónicas de tecidos isolados, esta alavanca possui uma extremidade de escrita (estilete) que pode rodar livremente em torno do seu eixo. Esta conceção minimiza a fricção entre a caneta e o quimógrafo, resultando em registos lineares das contracções dos tecidos.

b. Alavanca de escrita simples/lateral: Utilizada para registar contracções isotónicas de tecidos isolados, esta alavanca produz respostas caracterizadas por traços curvilíneos. No entanto, uma desvantagem significativa da alavanca de escrita simples é o atrito não controlado entre a extremidade de escrita (estilete) e o quimógrafo.

c. A alavanca cardíaca de Starling e a alavanca universal de Broodie são utilizadas para registar contracções isométricas de tecidos isolados. Nestas alavancas, o braço horizontal é suspenso de um ponto rígido através de um mecanismo de mola. Estas alavancas são particularmente adequadas para captar contracções rápidas e múltiplas em tecidos isolados.

d. A alavanca Gimbal minimiza o atrito entre a extremidade de escrita e o quimógrafo, uma vez que a pressão exercida pela caneta no quimógrafo depende da gravidade.

e. A alavanca Auxotonic de Paton foi concebida para aumentar progressivamente a carga sobre o tecido à medida que este se contrai.

4. As cânulas, normalmente fabricadas em vidro ou aço, têm várias finalidades em ambientes experimentais. Facilita a infusão de soluções salinas fisiológicas ou soluções medicamentosas em órgãos ou tecidos isolados, bem como a administração destas soluções a animais experimentais. Além disso, são utilizadas cânulas especializadas para tarefas como a respiração artificial de animais anestesiados ou a medição da frequência respiratória.

5. O Tambor de Gravação Sherrington e o Cilindro de Tambor servem como instrumentos para registar respostas fisiológicas, incluindo contracções e relaxamentos musculares. São constituídos por uma base robusta e um eixo vertical, sendo que a base pesada confere estabilidade ao tambor. Estes instrumentos possuem:

O Tambor de Gravação Sherrington e o Cilindro de Tambor estão equipados com várias características:

a) **Os cascos da base** (pernas) com parafusos de nivelamento ajustáveis asseguram que o tambor permanece horizontal, mesmo em superfícies de mesa irregulares.

b) **Um casco lateral** permite que o tambor seja virado para o lado, tornando o eixo horizontal.

c) **Uma barra de engrenagens** oferece mudanças rápidas, lentas e neutras, juntamente com uma embraiagem (arranque). A barra de engrenagens liga-se a uma roda cónica com quatro ranhuras para polias, o que permite ajustar a velocidade alterando as posições das engrenagens e as ligações das polias do veio ao tambor.

d) **Um parafuso de contacto** na superfície permite a transmissão de corrente através da base por meio de um fio fixado a partir da ficha principal.

e) **Uma folha de contacto**, montada sobre um material isolante na superfície superior da base, inclui um parafuso de contacto para ligar um segundo fio.

O cilindro do tambor, geralmente de latão ou de ferro, é envolvido por papel e fumado. Este conjunto é montado no eixo vertical. Dois percussores salientes na base do eixo vertical podem ser regulados de modo a estabelecer vários ângulos entre si. Quando o percutor entra em contacto com a folha de papel, completa-se o circuito.

Na utilização moderna, prevalecem os tambores eléctricos semelhantes ao tambor de gravação Sherrington, com velocidade controlada eletronicamente através de engrenagens.

Contracções:

1. **contrações isotónicas:** Este tipo envolve uma alteração no comprimento dos tecidos isolados durante a contração. As alavancas concebidas para registar contracções isotónicas são designadas por alavancas do tipo 1. Nestas alavancas, o fulcro está posicionado entre a extremidade de escrita (estilete) e o ponto de amarração do tecido. Por exemplo, a contração do íleo da cobaia em resposta à histamina demonstra uma contração isotónica.

2 - **Contracções Isométricas:** Neste tipo, a força de contração muda sem alterar o comprimento do tecido durante a contração. As alavancas utilizadas para registar as contracções isométricas são designadas por alavancas do tipo 2. Nestas alavancas, o fulcro é posicionado numa extremidade para além do ponto de amarração do tecido. O tecido isolado é fixado entre dois pontos rígidos, um dos quais é uma mola. As alavancas do tipo 2 são utilizadas para registar contracções rápidas e múltiplas, tais como contracções musculares estimuladas eletricamente.

3.**Contração Auxotónica:** Em certos casos de registo de contracções em tecidos isolados, a força de restauração no tecido aumenta à medida que este se contrai. Consequentemente, obtém-se um registo que mostra as alterações na força de contração relativas a alterações no comprimento. Este método de registo é designado por registo de contracções auxotónicas. Para este tipo de registo são utilizados dispositivos como os acopladores de strain gauge e as alavancas de Paton.

Ampliação da resposta: Para garantir uma visualização adequada, a alavanca deve ser ajustada de modo a que a contração registada no quimógrafo seja ampliada para, pelo menos, cinco vezes a contração real do tecido. O grau de ampliação depende da relação entre a distância entre o estilete e o fulcro (X) e a distância entre o fulcro e a posição de amarração do tecido (Y).

6. Tambor rotativo:

a) Tambor de fumo: As respostas são registadas num tambor de fumo preparado da seguinte forma

O papel vidrado é colocado sobre a mesa com a superfície vidrada virada para baixo. Uma extremidade do papel é colada com goma. O cilindro do tambor é posicionado no centro do papel. A extremidade proximal não gomada é enrolada firmemente à volta do cilindro com os polegares. A outra extremidade é também enrolada da mesma forma e a extremidade gomada é colada na extremidade proximal não gomada.

O cilindro com o papel é então passado sobre uma haste fixada numa grelha de fumo. A chama fuliginosa é gerada pela passagem de gás através de benzeno ou utilizando uma mistura de benzeno e querosene numa proporção de 1:9. O queimador é aproximado do tambor, que é rodado uniformemente à velocidade máxima possível. A zona laranja exterior da chama deve tocar o papel, assegurando um depósito uniforme de fuligem.

b) Fixação do gráfico (envernizamento do gráfico):

Depois de obter a gravação, o papel é cortado e depois imerso numa solução de resina (colofónia) em álcool metilado. Esta solução é preparada dissolvendo 150 gramas de resina em dois litros de álcool metilado. Depois de mergulhado na solução, o papel é escorrido e deixado a secar.

c) Registar as respostas no cilindro de tambor sem fumar (utilizando uma caneta de esboço):

As respostas podem ser registadas no cilindro do tambor utilizando papel não fumado com a ajuda de alavancas de escrita frontais. Uma simples ponta de caneta de esboço pode ser fixada com fio de algodão, juntamente com uma pequena quantidade de lã, e uma gota de tinta (ou eosina) pode ser colocada antes de iniciar o registo. Este método elimina a necessidade de esfumar e envernizar o gráfico, simplificando o processo de registo.

Objetivo:

Estudar o equipamento utilizado para preparações de tecidos isolados em Farmacologia Experimental.

Equipamento 2: equipamento utilizado para preparações de tecidos isolados.

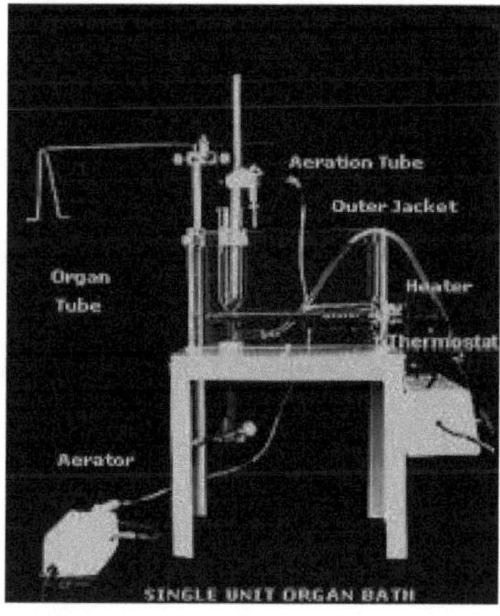

Banho de órgão do estudante:

1) **Camisa exterior:** é geralmente feita de Perspex ou vidro. Contém água da torneira aquecida termostaticamente (a 37oC) e ajuda a manter o ambiente do tecido isolado à temperatura fisiológica.

2) **Tubo de órgão:** o tecido isolado é suspenso no tubo de órgão. O tubo varia consoante o tecido que se pretende montar. Está ligado a um reservatório que contém uma solução salina fisiológica.

3) **Bobina de vidro:** é também designada por bobina de pré-aquecimento. Tem cerca do dobro da capacidade do tubo do órgão. A espiral de vidro está ligada a meio caminho entre o tubo do órgão e este. Mantém a solução salina fisiológica a 37oC, que depois entra no tubo do órgão. Deste modo, evitam-se as flutuações de temperatura da solução salina fisiológica durante a lavagem do tecido isolado.

4) **Tubo de fornecimento de oxigénio (tubo de arejamento):** através deste tubo, é fornecido ar ou oxigénio ao tecido isolado. No entalhe deste tubo, uma extremidade do tecido isolado é cortada. Através de uma abertura no tubo de arejamento, o oxigénio

(uma mistura de 95% de oxigénio e 5% de dióxido de carbono) é fornecido ao tecido isolado. Geralmente, a velocidade de arejamento é mantida a 1-2 bolhas por segundo.

5) **Termóstato:** mantém a temperatura da água no revestimento exterior a 37oC

6) **Aquecedor:** aquece a água no revestimento exterior.

7) **Agitador:** Faz circular a água contida no revestimento exterior e ajuda a distribuir o calor gerado pelo termóstato.

8) **Aerador:** é um dispositivo utilizado para o fornecimento de ar ou de uma mistura de ar e oxigénio.

Equipamento 3: Instrumento moderno utilizado para registar as respostas de um tecido ou órgão isolado

Fisiógrafo e polígrafo:

Tradicionalmente, em muitos estabelecimentos de ensino, as respostas são registadas em papel fumado, conhecido por kymograph. Este aparelho é tipicamente constituído por uma caixa de velocidades accionada por eletricidade ou por roldanas, com uma haste vertical que suporta um tambor fumado. No entanto, estão agora disponíveis alternativas modernas, como os fisiógrafos para estudantes e os registadores poligráficos multicanais.

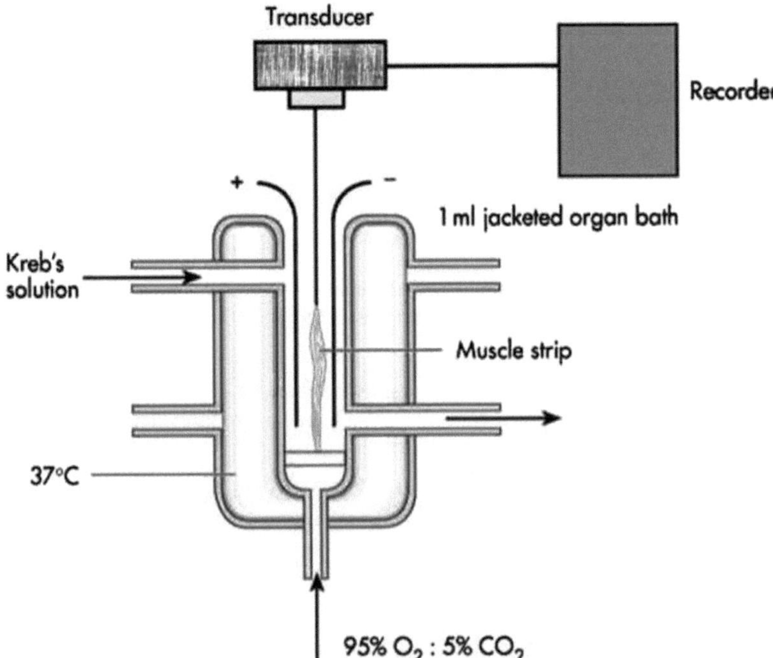

A maioria dos registadores é composta por três componentes principais:

1. Transdutor: Estes dispositivos convertem as variações de comprimento, pressão, volume ou temperatura em potenciais eléctricos. A conversão é efectuada com a ajuda de transdutores adequados.

2. Amplificador: Os amplificadores melhoram sinais muito pequenos e utilizam-nos para causar deflexões na caneta que são diretamente proporcionais ao tamanho do sinal. O próprio sinal pode ter origem numa variedade de fontes produtoras de tensão ou ser gerado como outra forma de energia e traduzido num sinal elétrico pelo transdutor. Está disponível uma gama diversificada de amplificadores para satisfazer a maioria dos requisitos.

3. Registador: Este dispositivo conduz o papel gráfico a uma velocidade precisa, movendo o papel com a caneta de um elemento de escrita de acordo com a velocidade requerida. Um fisiógrafo de estudante, por exemplo, é um registador eletrónico de um canal, conhecido pela sua elevada sensibilidade, precisão e exatidão. O seu funcionamento é mais simples do que o dos polígrafos multicanais. Alterando o tipo de acopladores e os transdutores correspondentes, podem ser medidos vários parâmetros, incluindo contração isométrica, contração isotónica, pressão arterial (EEG), eletromiograma (EMG) e movimentos respiratórios.

4. Componentes da fisiografia do aluno:

(i) Consola: O corpo principal do fisiógrafo, com tomadas para ligação a um estimulador e interconexão com outros fisiógrafos para a mesma experiência. Inclui controlos de ganho, amortecimento e desvio, juntamente com tomadas para fusível, ligação à terra e ligação à rede eléctrica. Os controlos para ligar/desligar, seleção da gama de velocidades e elevação da caneta estão presentes na parte frontal, juntamente com tinteiros para enchimento da caneta e ranhuras para inserção de papel.

(ii) Amplificador principal: Equipado com controlos para ligar/desligar o filtro de 50 Hz, seleção da sensibilidade e ajuste da linha de base para posicionar a caneta.

(iii) Acopladores: Estes podem ser ligados à caixa de acopladores do fisiógrafo e estão disponíveis em vários tipos para registar diferentes parâmetros, tais como acopladores de extensómetros para experiências que envolvam curvas musculares, acopladores de biopotenciais para registar ECG, EEG, EMG, etc., e acopladores de temperatura para registar temperaturas superficiais ou rectais.

Procedimento para a utilização de fisiógrafos:

- Ligar o respetivo transdutor e assegurar que os papéis de carta estão corretamente posicionados. Encher o tinteiro e verificar o fluxo livre de tinta da caneta. Seleccione a velocidade de carta desejada.
- Nunca ligar o instrumento sem ligar o transdutor.
- Ligar o interrutor principal e a sensibilidade do instrumento (não o acoplador) e deixá-lo ligado durante pelo menos 15 minutos.
- Ajustar a posição da caneta (stylus) utilizando o botão de linha de base, conforme necessário. O botão de sensibilidade está normalmente definido para 200V, mas pode ser ajustado conforme necessário (500V ou 1mV com transdutores isotónicos).
- Colocar a posição do acoplador em "ON".

- Reajustar a posição original da caneta com o ajuste de equilíbrio.
- Para alterar a linha de base, desligue o equilíbrio, ajuste a linha de base e, em seguida, equilibre novamente.
- Depois de ajustar a linha de base com a balança, pendure um peso de 1 gm no transdutor e certifique-se de que a deflexão da caneta é de 10 mm. Caso contrário, ajuste utilizando o controlo de ganho.
- Os ajustes finos da sensibilidade devem ser efectuados utilizando o controlo de ganho apenas quando necessário.
- Ao atar o tecido, recomenda-se que se desligue a balança.
- Evitar ajustar "Damp" ou "Offset".
- Se tiver algum problema, solicite a ajuda do professor responsável.
- Introduzir diferentes concentrações de medicamentos e registar as leituras em conformidade.

No final da experiência:

- Esvaziar os tinteiros e limpá-los com água. Lavar a saída do capilar e o capilar.
- Limpar bem a máquina de escrever a caneta.
- Cobrir o instrumento para o proteger do pó e de danos.
- Guardar a caneta-escrita em segurança no cacifo previsto para o efeito.
- Os transdutores podem permanecer ligados ao fisiógrafo, mas devem ser guardados na caixa fornecida.
- Evite esticar a mola do transdutor, pois isso pode causar danos.

D. Alguns outros instrumentos utilizados na farmacologia experimental em animais

1. Vareta rotativa

O teste da vara Rota é um método amplamente utilizado para avaliar o impacto dos medicamentos na coordenação motora, no equilíbrio e na aprendizagem motora dos roedores. Neste teste, os ratos ou ratazanas são inicialmente treinados para atravessar uma vara rotativa a uma velocidade específica. Depois de os animais se terem aclimatado a esta tarefa, é examinada a influência de um composto de ensaio no seu desempenho motor.

Os animais com uma coordenação motora comprometida têm dificuldade em manter o equilíbrio na haste rotativa e caem quando a velocidade de rotação ultrapassa a sua capacidade de coordenação motora. O tempo necessário para o animal cair em segurança na sua faixa designada é registado automaticamente. O aparelho Rotarod é controlado por um microprocessador avançado, que assegura um controlo preciso do tempo e uma regulação exacta da velocidade. A velocidade de rotação pode ser ajustada eletronicamente numa gama de 2 a 60 rpm utilizando um botão situado no painel frontal.

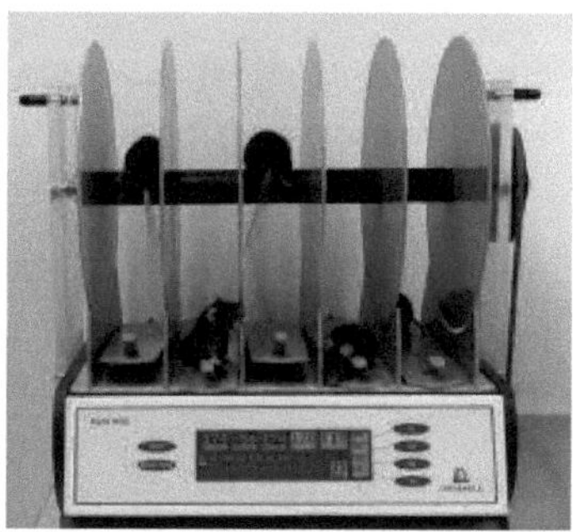

2. Pletismómetro digital:

O Pletismómetro Digital funciona como um medidor de volume microcontrolado, especificamente concebido para a medição precisa do inchaço das patas de ratos ou ratazanas. Revela-se inestimável para a avaliação de respostas inflamatórias induzidas experimentalmente em pequenos roedores e para o rastreio das potenciais propriedades anti-inflamatórias ou anti-edema de substâncias farmacológicas. À medida que a pata do animal é imersa no tubo de medição, ocorre uma deslocação de água, que se reflecte numa deslocação de volume correspondente no segundo tubo, que é depois registada. Para atenuar os erros resultantes da aderência da água à pata do animal, a unidade de controlo pode ser colocada em zero entre leituras sucessivas, premindo a tecla de reposição. Além disso, um interrutor de pé permite um controlo rápido e sem mãos sobre o ponto final da medição, facilitando uma experimentação eficiente.

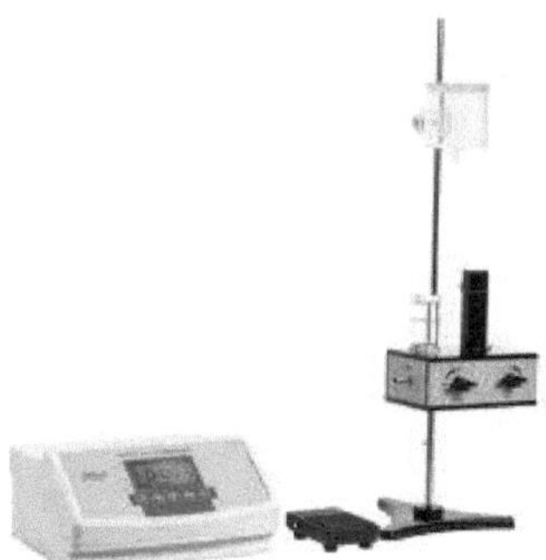

3. o teletermómetro digital:

O teletermómetro digital é adequado para a monitorização contínua da temperatura em animais de laboratório, o que o torna uma ferramenta valiosa para a investigação e estudos em áreas como a anestesia, a cirurgia cardíaca, a hipertermia e os testes de pirogénios.

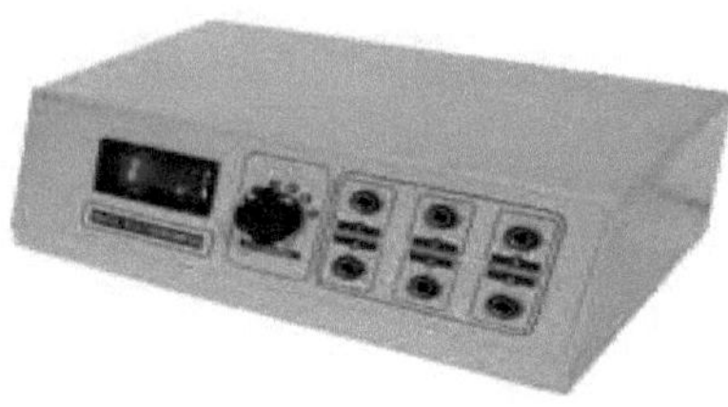

4. Aparelho de trepar ao poste:

Para o estudo de medicamentos antipsicóticos

O aparelho de pole climb é um dos mais importantes modelos laboratoriais utilizados para o estudo dos fármacos antipsicóticos.

O novo modelo melhorado da Orchid, com campainha e estimulador de **estado sólido incorporados,** fornece um **estímulo elétrico** de 100uA -2,8mA com duração controlada digitalmente. O instrumento tem também uma disposição de saída para registo num quimógrafo ou polígrafo opcional.

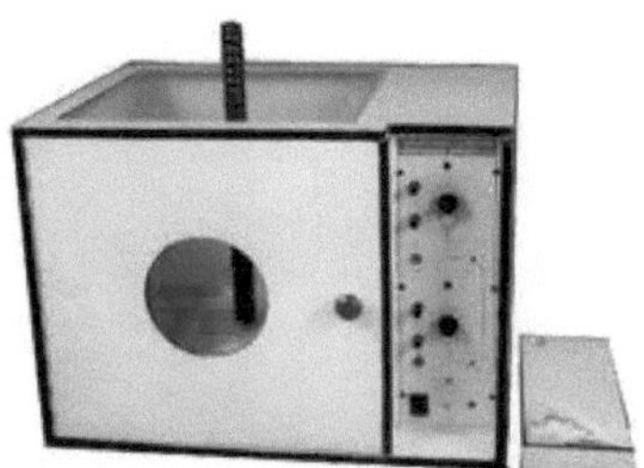

5. Aparelho de placa quente:

Para avaliar as respostas à dor induzida pelo calor em ratinhos e ratos, o medidor de analgesia de placa quente oferece um rastreio rápido e preciso das propriedades analgésicas dos medicamentos em pequenos animais de laboratório. Este medidor especializado foi concebido para o teste convencional de dor em placa quente, em que a sensibilidade da dor ao calor é avaliada colocando o animal na placa de alumínio e iniciando o temporizador. O operador pára o temporizador quando o animal levanta as patas da placa devido a desconforto. O temporizador do painel frontal apresenta então a latência de reação, fornecendo uma medida da resistência do animal à dor.

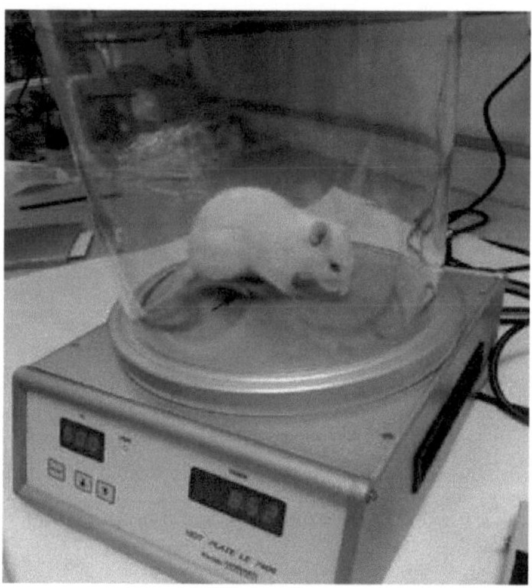

6. Fotoactómetro:

Para investigar a atividade motora espontânea num ambiente de campo aberto, o actofotómetro de infravermelhos é um instrumento valioso. Mede a atividade espontânea através de feixes de infravermelhos, tornando-o uma ferramenta ideal para avaliar a atividade locomotora e a exploração em roedores. Este sistema oferece um meio fiável para o rastreio rápido e fácil de drogas, tanto em condições diurnas como nocturnas.

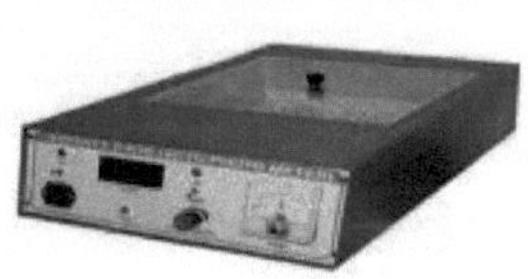

7. Medidor de analgesia por movimento da cauda:

Para avaliar a sensibilidade à dor em ratinhos e ratos, é utilizado o medidor de analgesia Tail Flick, que mede a sua resposta ao calor aplicado numa área localizada da cauda. O tempo de corte para a resposta é fixado em 10-12 segundos.

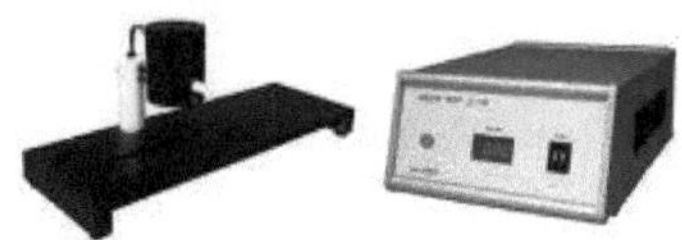

8. aparelho de labirinto:

Para avaliar a atividade ansiolítica, o labirinto em cruz elevado (EPM) serve como plataforma de teste, utilizando principalmente roedores. É utilizado como ferramenta de rastreio de potenciais compostos ansiolíticos ou ansiogénicos e como ferramenta de investigação fundamental em estudos neurobiológicos da ansiedade. O modelo capitaliza a aversão do animal de teste a espaços abertos e a sua inclinação para a tigmotaxia. No EPM, a ansiedade manifesta-se pelo facto de o animal passar mais tempo nos braços fechados.

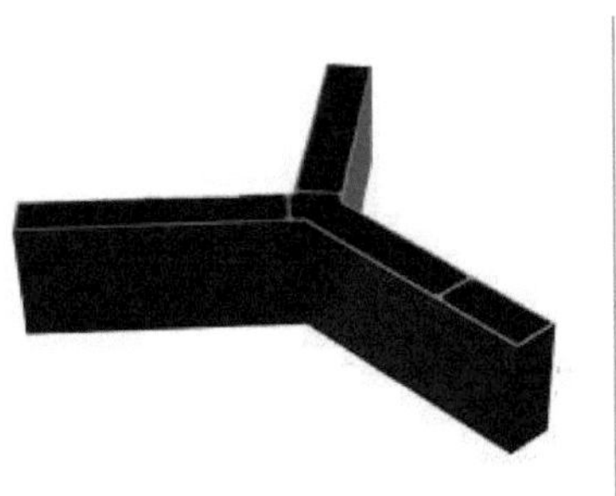

9. Convulsómetro Elector:

Para avaliar a atividade antiepiléptica, podem ser induzidas convulsões em ratos e ratinhos através da administração de uma corrente de alta tensão perto do cérebro ou da utilização de estimulantes apropriados do SNC, como o pentilenotetrazol. O rastreio de potenciais agentes antiepilépticos envolve a indução experimental de convulsões e o teste da eficácia do medicamento em avaliação na prevenção das mesmas. Para este efeito, são habitualmente utilizados eléctrodos colocados perto do olho ou do ouvido.

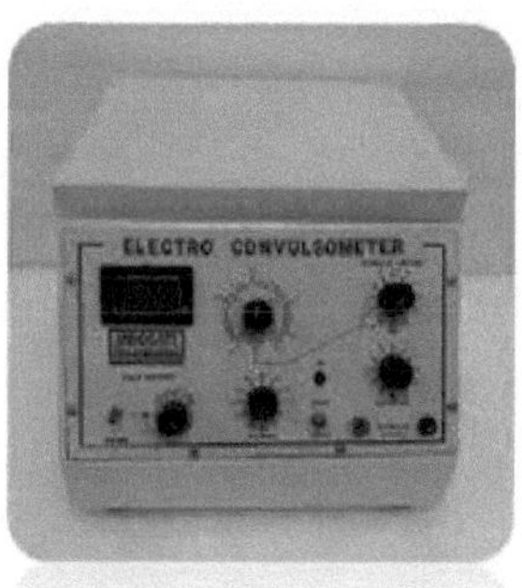

10. Câmara de histamina:

A câmara é um aparelho científico utilizado para avaliar a atividade anti-asmática ou histamínica de medicamentos ou produtos químicos específicos em laboratório.

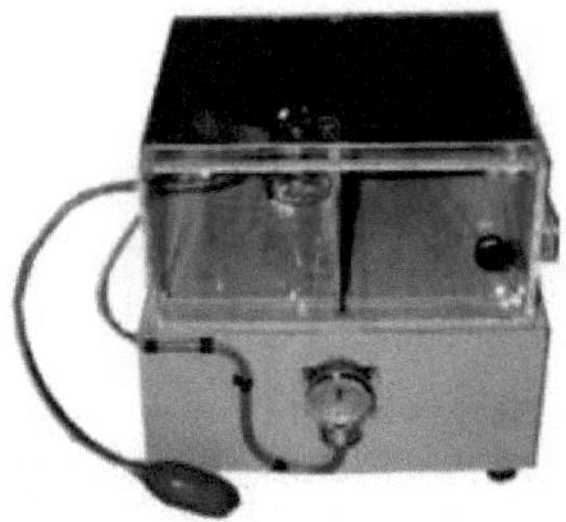

Objetivo:

Estudar a solução salina fisiológica.

Constituents	Frog's ringer soln.	Mammalian ringer soln.	Tyrode soln.	Krebs Henseleit salt solution	Ringer locke solution	De-jalon solution
NaCl	6.5g	9.2g	8.0g	6.90g	9.15g	9.00g
KCl	1.4g	0.42g	0.2g	0.35g	0.42g	0.42g
MgCl2	0.3g	----	0.1g	0.11g	----	---
MgSO4.7H2O	----	----	---	---	---	---
NaH2PO4.2H2O	0.1g	----	0.05g	0.14g	----	----
KH2PO4	----	----	----	----	----	----
Glucose	2.0g	----	1.0g	2.0g	1.00g	0.50g
NaHCO3	0.2g	0.2g	0.1g	2.10g	0.15g	0.50g
Sodium lactate	-----	----	----	----	3.10g	----
CaCl2	0.12g	0.24g	0.2g	0.28g	0.24g	0.06g

FUNÇÕES DOS INGREDIENTES:

Cloreto de sódio: Mantém a iso-osmolaridade, a isotonicidade, a excitabilidade e a contractibilidade das preparações de tecidos.

Cloreto de potássio: Preserva o equilíbrio iónico da preparação.

Cloreto de cálcio: Mantém a contratilidade dos tecidos.

Bicarbonato de sódio: Regula o pH alcalino da solução.

Glicose: Fornece energia.

Di-hidrogenofosfato de sódio ou de potássio: Actua como um tampão para manter os níveis de pH.

Cloreto de magnésio: Estabiliza os tecidos durante a atividade espontânea.

Nota:

- O ringer de rã é principalmente útil para o coração, o reto abdominal e outras preparações de rã.
- O Tyrode é útil para a prática do íleo do rato, do coelho e da cobaia
- De Jalon é útil para a preparação do útero de ratos
- A solução de Kreb é útil para a preparação de cadeias traqueais e de fundos de rato.

3. ESTUDO DOS ANIMAIS COMUNS DE LABORATÓRIO

A utilização histórica de animais na investigação e no ensino remonta aos primeiros passos da humanidade na luta contra as doenças. Muitas das descobertas médicas actuais devem a sua existência à investigação com animais. A experimentação animal engloba várias formas de utilização de animais para fins educativos, de formação e de investigação. Embora termos como testes em animais, experimentação animal, investigação animal, testes in vivo e vivissecção sejam frequentemente utilizados como sinónimos, têm significados distintos. "Vivissecção", um termo preferido pelos opositores da investigação animal, refere-se especificamente à dissecação ou corte de animais vivos. Os investigadores preferem normalmente o termo "experimentação animal".

Anualmente, estima-se que 50-100 milhões de animais, desde o peixe-zebra até aos primatas não humanos, são utilizados em experiências a nível mundial. Embora os regulamentos regulem as experiências que envolvem vertebrados na maioria dos países, as que envolvem invertebrados carecem de estatísticas precisas de utilização. A utilização de animais no ensino varia, oscilando normalmente entre 1% e 10% do total, sendo a maioria constituída por pequenos roedores. Estes animais são utilizados principalmente na investigação biológica fundamental e na reprodução, sendo a maioria utilizada apenas uma vez e raramente reutilizada.

Os animais de laboratório são provenientes de diversas origens em todo o mundo, principalmente de criadores, embora alguns sejam capturados na natureza ou obtidos através de leilões. Na Índia, até recentemente, os animais eram predominantemente fornecidos por pequenos comerciantes, até que os regulamentos foram actualizados para proibir a aquisição a partir de fontes não autorizadas.

As grandes descobertas médicas dos séculos XIX e XX devem a sua existência à investigação em animais. Ao longo do último século, quase todos os Prémios Nobel da investigação médica se basearam em resultados de estudos com animais. Desde o desenvolvimento inicial da terapia com soro e vacinas utilizando cavalos até ao isolamento da insulina de cães e aos avanços nos tratamentos com antibióticos utilizando tatus, a investigação em animais tem desempenhado um papel fundamental no avanço da medicina clínica.

Na Índia, a Lei de Prevenção da Crueldade contra os Animais (PCA) de 1960 sofreu alterações em 1982. Para regulamentar a experimentação em animais, o governo formulou as "Breeding of and Experiments on Animals (Control and Supervision) Rules, 1998", com alterações subsequentes em 2001 e 2006. O CPCSEA (Committee for the Purpose of Control and Supervision of Experiments on Animals) estabelece directrizes para a realização de experiências em animais e para a supervisão das instalações de alojamento de animais. O registo das instalações de alojamento de animais junto do CPCSEA é obrigatório e deve ser renovado de três em três anos, sujeito a condições específicas estabelecidas pelo CPCSEA. Além disso, a Academia Nacional de Ciências da Índia (INSA) e o Conselho Indiano de Investigação Médica (ICMR) elaboraram directrizes para o tratamento e utilização de animais na investigação científica e nas faculdades de medicina, complementando os regulamentos e procedimentos definidos pelo CPCSEA.

Year	Law/Regulation
1960	Prevention of Cruelty to Animals (PCA) Act 1960, amended 1982
1964	Committee for the Purpose of Control and Supervision of Experiments on Animals (CPCSEA)
1972	Wild life protection act
1992	Indian National Science Academy (INSA) "Guidelines for care and use of animals in scientific research", revised 2001
1998	"Breeding of and Experiments on Animals (Control and Supervision) Rules, 1998", amended 2001, 2006
2001	Indian Council of Medical Research (ICMR) "Guidelines for use of Laboratory animals in Medical Colleges"
2009	MCI amendment-Recommends to use alternatives to replace animal experiments
2012	Ministry of Health & Family Welfare bans use of animals in educational institutes
2012	University Grants Commission (UGC) "Guidelines for discontinuation of dissection and animal experimentation in zoology/life sciences in a phased manner"

1. RÃ: (Peso adulto 50-100g)

Fonte biológica: Rana Tigrina

Estirpes comuns utilizadas: Rana esculenta, Rana pipiens e Rana temporaria.

Características distintivas: A rã é um anfíbio de sangue frio com um coração composto por três câmaras, incluindo duas aurículas e um ventrículo.

Utilização em Farmacologia Experimental:

Investigação de tecidos isolados, como o músculo reto abdominal, o coração e preparações do nervo ciático.

Avaliação dos efeitos dos medicamentos no sistema nervoso central, na junção neuromuscular e na função cardíaca.

As rãs inteiras são utilizadas no rastreio de certos medicamentos, incluindo anestésicos.

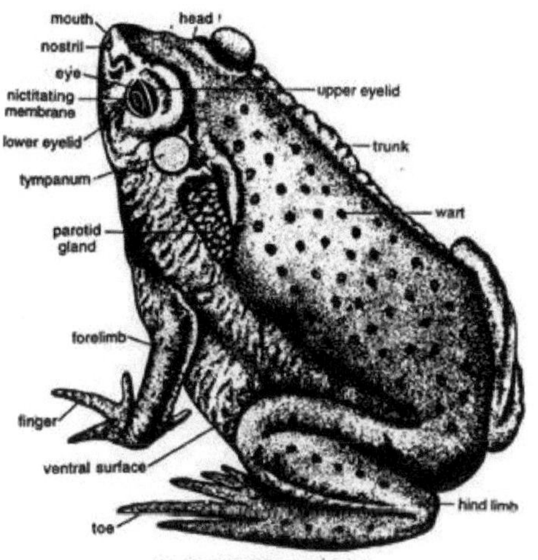

Fig. 36.1. Toad (Bufo melanostictus)

2. Rato: (Peso adulto 200-250g)

Nome biológico: Rattus Norvegicus

Estirpes comuns utilizadas: Ratos albinos da estirpe Wistar, Sprague-Dawley, Wistar Kyoto, Lewis e Porton.

Características distintivas: A ratazana é um roedor de sangue quente sem centro de vómito e sem amígdala ou vesícula biliar. Consequentemente, não pode ser utilizado no rastreio de medicamentos que afectem estas áreas. Sendo um animal omnívoro, a ratazana apresenta resistência aos glicosídeos cardíacos.

Aplicações em Farmacologia Experimental:

Estudos psicofarmacológicos.

Investigação de analgésicos e anticonvulsivantes.

Bioensaio de várias hormonas como a insulina, a oxitocina e a vasopressina.

Exploração do ciclo do cio, comportamento de acasalamento e lactação.

Exame de preparações tecidulares isoladas, como o útero, o estômago, os canais deferentes, o músculo anococcígeo, a faixa do fundo do olho, a faixa da aorta e a frequência cardíaca.

Estudos crónicos sobre a tensão arterial.

Investigação sobre a secreção de ácido gástrico.

Estudo de compostos hepatotóxicos e anti-hepatotóxicos.

Realização de estudos de toxicidade aguda e crónica.

Investigação de mastócitos utilizando líquido peritoneal e anexos mesentéricos.

ANATOMY OF THE RAT

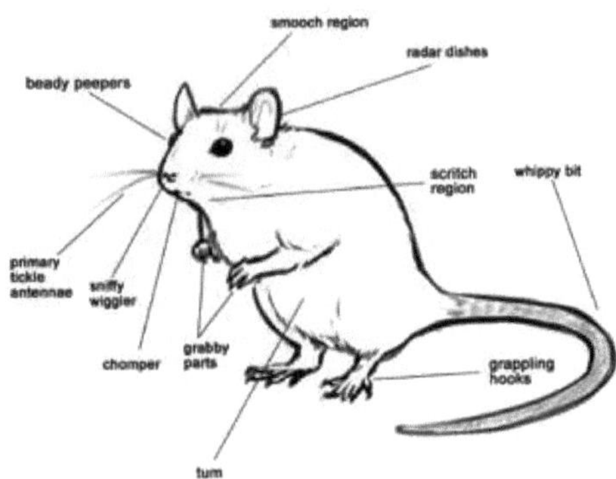

3. Porco-da-índia: (Peso adulto 400-600g)

Nome biológico: Cavia Porcellus

Características distintivas: A cobaia é conhecida pelo seu carácter dócil e pela sua suscetibilidade à tuberculose e à anafilaxia. Apresenta uma elevada sensibilidade à histamina e à penicilina e necessita de ácido ascórbico exógeno na sua dieta. O termo "cobaia" tornou-se sinónimo de animal experimental.

Aplicações em Farmacologia Experimental:

Avaliação dos broncodilatadores.

Realização de estudos sobre anafilaxia e imunologia.

Investigação da histamina e dos anti-histamínicos.

Bioensaio de digitalis.

Avaliação dos anestésicos locais.

Experiências auditivas devido à sensibilidade da sua cóclea.

Exame de tecidos isolados, nomeadamente do íleo, da cadeia traqueal, dos canais deferentes, da taenia coli e do coração.

Estudo da tuberculose e do metabolismo do ácido ascórbico.

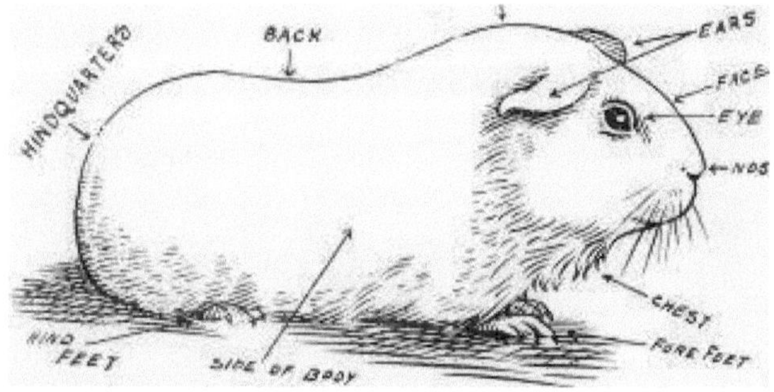

4. MOUSE: (Peso adulto 20-25g)

Nome biológico: Mus musculus

Estirpes comuns utilizadas: Laca, Balb-C e albino suíço

Características distintivas: O ratinho é o animal mais amplamente utilizado em vários estudos de toxicidade. Sendo um roedor de sangue quente, os ratos são altamente sensíveis aos efeitos sedativos da hexobarbitona. São pequenos, baratos e fáceis de manusear.

Aplicações em Farmacologia Experimental:

Bioensaio da insulina.

Estudos toxicológicos e teratogénicos.

Rastreio de analgésicos e anticonvulsivos.

Avaliação de agentes quimioterapêuticos.

Investigação em genética e cancro.

Investigação de medicamentos que afectam o sistema nervoso central.

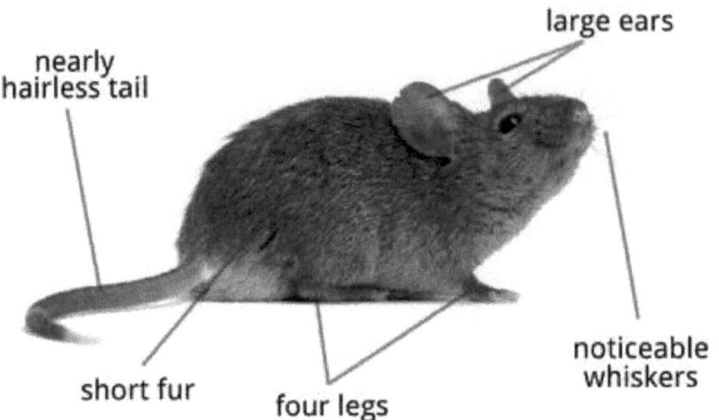

5. COELHO: (Peso adulto 1,5-3 kg)

Nome biológico: Oryctolagus cuniculus

Estirpes comuns: Branca da Nova Zelândia, Preta dos Himalaias

Características distintivas: O coelho, conhecido pela sua natureza dócil e orelhas grandes, é representado principalmente pela estirpe New Zealand White. Este mamífero de sangue quente apresenta uma resistência aos efeitos da atropina em certas estirpes devido a concentrações mais elevadas da enzima atropinase no seu sangue. Nos coelhos, o coito desencadeia a secreção da hormona luteinizante (LH) nas fêmeas, conduzindo à ovulação, um processo bloqueado pela hormona progesterona.

Aplicações em Farmacologia Experimental:

Testes de pirogénios.

Bioensaio de hormonas antidiabéticas e sexuais.

Testes de irritação.

Estudo dos medicamentos utilizados no glaucoma.

Rastreio de agentes que afectam a permeabilidade capilar.

Estudos de farmacocinética.

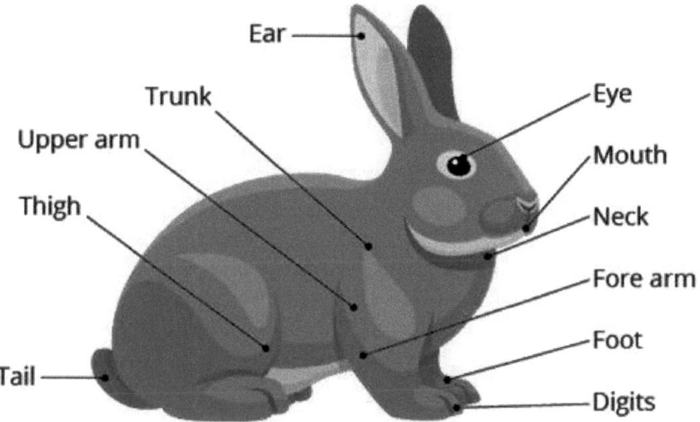

6. HAMSTER:

Nome biológico: Mesocriceius Auratus e Cricetulus Griseus

Características específicas: têm um corpo curto, com patas e cauda curtas. A pele é solta e coberta de pelo curto e macio denso. As bolsas das bochechas são proeminentes e estendem-se até à região dos ombros.

Utilização em farmacologia experimental:

Os hamsters chineses têm um baixo número de cromossomas, o que os torna úteis para investigações citológicas, genética, cultura de tecidos e investigação sobre radiações.

Investigação sobre a diabetes mellitus.

Investigação relacionada com a virologia, a imunologia e os estudos de implantação.

Bioensaio das prostaglandinas.

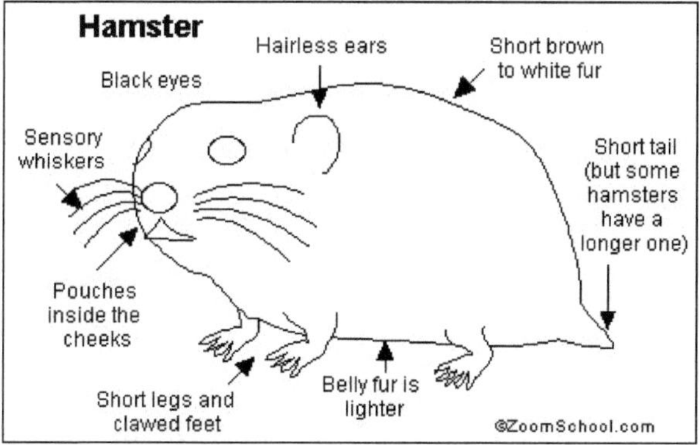

4. MANUTENÇÃO DE ANIMAIS DE LABORATÓRIO DE ACORDO COM AS DIRECTRIZES DO CPCSEA

O Committee for the Purpose of Control and Supervision of Experiments on Animals (CPCSEA) é um órgão estatutário criado ao abrigo do Capítulo 4, Secção 15(1) da Lei de Prevenção da Crueldade contra os Animais de 1960 na Índia.

A Índia foi um dos primeiros países a promulgar a Lei de Prevenção da Crueldade contra os Animais em 1960, precedendo legislação semelhante em França em 1963 e nos EUA em 1966. O Ministério da Agricultura introduziu inicialmente, em 1968, regulamentação pormenorizada relativa à experimentação animal, aplicada por um comité constituído nos termos da Secção 15(1) da Lei da APC de 1960.

Na sequência da sua dissolução em 1977, uma recomendação do Animal Welfare Board of India (AWBI) levou à reconstituição do Comité para o Controlo e a Supervisão das Experiências com Animais (CPCSEA) após um hiato de 13 anos. O Ministério criou o CPCSEA em 8 de fevereiro de 1991, depois de analisar cuidadosamente a sugestão do AWBI.

O Comité foi subsequentemente reconstituído em 23 de fevereiro de 1996, com 15 membros e um secretário membro, e, desde então, o Ministério tem reconstituído regularmente o CPCSEA. O atual Comité, presidido por Shri Hem Pande, Secretário Adjunto, MoEF & CC, foi constituído em 30 de agosto de 2012, sendo composto por 17 membros.

As principais funções da CPCSEA incluem:

Registar os estabelecimentos envolvidos na experimentação animal ou na criação de animais para este fim.

Selecionar e designar os nomeados para os Comités Institucionais de Ética Animal dos estabelecimentos registados.

Aprovar as instalações dos biotérios com base nos relatórios de inspeção realizados pela CPCSEA.

Conceder autorização para experiências que envolvam a utilização de animais.

Recomendar a importação de animais para fins experimentais.

Tomar medidas contra os estabelecimentos que violem as normas ou disposições legais.

Realização de programas de formação para os candidatos ao CPCSEA.

Organizar ou apoiar conferências e seminários sobre ética animal.

Manutenção de animais de laboratório de acordo com as directrizes do CPCSEA:

O principal objetivo destas orientações é garantir o tratamento humano dos animais utilizados na investigação e nos ensaios biomédicos e comportamentais. Os principais objectivos incluem a minimização da dor desnecessária antes, durante e após as experiências e o fornecimento de orientações abrangentes sobre vários aspectos, como o alojamento, os cuidados, a reprodução e a manutenção, bem como os procedimentos aceitáveis para a anestesia e a eutanásia.

Considerações fundamentais sobre a experimentação animal de acordo com as directrizes da CPCSEA:

Aquisição de animais

Quarentena:

Os animais recém-recebidos são isolados dos animais já presentes na instalação até que a sua saúde e o seu estatuto microbiano sejam determinados.

Duração mínima da quarentena: 1 semana para animais pequenos e 6 semanas para animais maiores.

Estabilização:

A estabilização fisiológica, psicológica e nutricional é essencial antes de os animais serem utilizados em experiências.

A duração da estabilização varia consoante o método de transporte, a duração e a espécie animal.

Separação:

Recomenda-se a separação física dos animais por espécie a fim de evitar a transmissão de doenças entre espécies e de atenuar a ansiedade e potenciais alterações fisiológicas e comportamentais devidas a conflitos entre espécies.

Idealmente, as diferentes espécies deveriam ser alojadas em compartimentos separados.

No entanto, se duas espécies tiverem estatutos patogénicos semelhantes e forem comportamentalmente compatíveis, podem ser alojadas juntas no mesmo compartimento.

Vigilância, diagnóstico, tratamento e controlo das doenças:

O pessoal do biotério deveria observar regularmente todos os animais para detetar sinais de doença, ferimentos ou comportamentos anormais.

Todos os animais que apresentem sintomas de doenças contagiosas devem ser imediatamente isolados dos membros saudáveis da colónia.

Pessoal técnico e de cuidados com os animais:

A prestação de cuidados adequados aos animais exige conhecimentos técnicos e apoio à criação.

As instituições deveriam empregar indivíduos com formação em cuidados com animais de laboratório ou oferecer formação formal e no local de trabalho para garantir a implementação efectiva do programa.

Higiene pessoal:

O pessoal que cuida dos animais deve manter elevados padrões de limpeza pessoal.

As instituições deveriam fornecer e lavar vestuário adequado para utilização em instalações para animais.

É aceitável a utilização de equipamento de proteção descartável, como luvas, máscaras, toucas, casacos, fatos-macaco e protecções para sapatos.

O pessoal deve mudar de roupa sempre que necessário para manter a higiene.

É estritamente proibido comer, beber, fumar ou aplicar cosméticos nos quartos dos animais.

Procedimentos cirúrgicos múltiplos num único animal:

A realização de múltiplos procedimentos cirúrgicos num único animal para testes ou experiências é proibida, a menos que seja explicitamente aprovada pelo Comité Institucional de Ética Animal (IAEC) num protocolo específico.

Duração das experiências:

Os animais não devem ser submetidos a experiências durante mais de 3 anos, exceto se for apresentada uma justificação adequada.

Restrição física:

Os dispositivos de retenção não deveriam ser utilizados apenas por conveniência no manuseamento dos animais.

O período de imobilização deve ser reduzido ao mínimo para atingir os objectivos da investigação, com disposições para uma observação regular.

Relação física das instalações para animais nos laboratórios:

As instalações de alojamento dos animais deveriam estar situadas em edifícios isolados, longe de habitações humanas e isentos de poeiras, fumo, ruído, roedores selvagens, insectos e aves.

Esta separação pode ser conseguida através de edifícios, alas, pisos ou salas separados.

Os compartimentos para animais deveriam ocupar aproximadamente 50-60% da área total de construção, sendo o restante espaço destinado a áreas de serviço, tais como lojas, instalações de lavagem, escritórios, salas de pessoal, salas de máquinas, áreas de quarentena e corredores.

Para evitar o stress causado pelas alterações ambientais, devem ser evitadas flutuações bruscas de temperatura, humidade, luz, som e ventilação.

Áreas funcionais:

Assegurar a segregação de espécies ou o isolamento de projectos individuais quando necessário.

Áreas dedicadas à receção e armazenamento de alimentos e material de cama.

Espaço destinado às tarefas administrativas, à supervisão e à gestão global da instalação.

Instalações que incluem duches, lavatórios, cacifos e casas de banho para o pessoal.

Equipamento e material para lavagem e esterilização.

Áreas destinadas à armazenagem de equipamento sujo e limpo, bem como à reparação de gaiolas e outros aparelhos.

Espaços de armazenamento de resíduos antes da sua eliminação por incineração ou remoção.

Instalações físicas:

(i) Materiais de construção:

De preferência, materiais à prova de humidade, resistentes ao fogo, sem costuras e resistentes a parasitas e pragas.

(ii) Corredores:

Suficientemente largo para permitir a circulação de pessoal e equipamento e mantido limpo.

(iii) Serviços públicos:

Linhas de água, tubos de drenagem e ligações eléctricas necessárias.

(iv) Portas das salas de animais:

As portas devem ser resistentes à ferrugem, aos parasitas e ao pó, bem ajustadas nos seus caixilhos e equipadas com janelas de observação.

(v) Pavimentos:

Lisos, à prova de humidade, não absorventes, antiderrapantes, resistentes ao desgaste, aos ácidos, aos solventes e aos efeitos adversos dos detergentes e desinfectantes. Devem ser capazes de suportar prateleiras, equipamento e artigos armazenados sem ficarem arrancados, rachados ou esburacados.

(vi) Drenos:

Os drenos de pavimento podem não ser essenciais em todas as divisões utilizadas exclusivamente para alojar roedores.

(vii) Paredes e tectos:

Sem fissuras, penetrações de utilidades não seladas ou junções imperfeitas com portas, tectos, pavimentos e cantos.

(viii) Zonas de armazenagem:

Deveriam ser designadas áreas de armazenamento separadas para alimentos para animais, camas, gaiolas e materiais que não estejam a ser utilizados atualmente.

(xi) Instalações para higienização de equipamento e material:

É essencial dispor de uma área com abastecimento de água adequado para a higienização das gaiolas e do equipamento auxiliar.

(x) Zona Experimental:

Idealmente, as experiências deveriam ser efectuadas numa área separada do local onde os animais estão alojados.

Ambiente:

(i) Controlo da temperatura e da humidade:

- Utilizar o ar condicionado para manter uma temperatura de 64,4-84,0°F e uma humidade relativa entre 30-70% durante todo o ano.
- Os animais de grande porte deveriam ser mantidos numa zona confortável de 18-37°C.

(ii) Energia e iluminação:

- Assegurar que o sistema elétrico é seguro e dispõe de iluminação adequada e de tomadas eléctricas suficientes.
- Implementar um sistema de iluminação com controlo horário.

(iii) Controlo do ruído:

- Manter um ambiente sem ruído.

Sistema de gaiolas e alojamento para criação de animais:

- Proporcionar uma ventilação adequada para satisfazer as necessidades biológicas dos animais.
- Assegurar a limpeza e a secura para facilitar a investigação, promovendo simultaneamente a saúde dos animais.
- Utilizar gaiolas de aço ou de aço pintado.
- Os dispositivos de alimentação e de abeberamento deveriam ser facilmente acessíveis para enchimento, mudança, limpeza e manutenção.

Alimentação:

- Ofereça alimentos palatáveis, não contaminados e nutricionalmente adequados.
- Assegurar que os comedouros permitem um acesso fácil aos alimentos, evitando a contaminação por urina e fezes.
- Manter um fornecimento suficiente de alimentos para apoiar o crescimento normal e a manutenção do peso corporal.
- Armazenar as dietas em áreas limpas e fechadas para evitar a contaminação e garantir a ausência de metais pesados.

Roupa de cama:

- Utilize material de cama absorvente sem produtos químicos tóxicos e facilmente substituível para manter os animais limpos e secos.
- Assegurar que a roupa de cama não está contaminada, não é tóxica, não tem mau cheiro e é descartável por incineração.

Água:

- Fornecer produtos frescos
- Potável
- Água não contaminada

Eliminação de água:

- Eliminar os resíduos, de preferência, por incineração.
- Se for necessário armazenar resíduos, assegurar que as áreas de armazenamento de resíduos estão separadas, limpas e livres de pragas.

Controlo de pragas:

- Implementar programas de controlo de pragas para evitar ou eliminar infestações.

Cuidados de emergência, fins-de-semana e feriados:

- Assegurar que pessoal qualificado presta cuidados aos animais todos os dias, incluindo fins-de-semana e feriados, incluindo cuidados veterinários de emergência.

Manutenção de registos:

- Manter registos, incluindo planos de alojamento dos animais
- Registos do pessoal
- Registos de saúde
- SOPs,
- Registos de reprodução e de existências,
- Actas das reuniões do comité de ética,
- Registos de experiências,
- Registos de óbitos,
- Registos clínicos, registos de formação do pessoal
- Relatórios de análise da água.

Procedimentos Operacionais Normalizados (SOP)/ Directrizes:

- Devem ser mantidos PON para descrever os procedimentos e métodos relacionados com a criação de animais, manutenção, reprodução, análise microbiana do biotério e registos de experimentação.
- Cada SOP deve incluir:
- Nome do autor
- Título do PON
- Data de preparação
- Referência a PON anteriores sobre o mesmo assunto e respectivas datas
- Localização e distribuição dos PONs com as assinaturas dos destinatários
- Objectivos

- Informações pormenorizadas sobre os instrumentos utilizados em relação aos animais
- Valores normais dos parâmetros.

Transporte de animais de laboratório:

As considerações relativas ao transporte de animais incluem o modo de transporte, as especificações do contentor, a densidade dos animais na gaiola, o fornecimento de alimentos e água durante o trânsito, a proteção contra infecções, lesões e stress.

Anestesia:

Devem ser administrados sedativos, analgésicos e anestésicos para controlar a dor ou a angústia durante as experiências.

Os animais devem ser preparados para a anestesia através de jejum noturno e utilização pré-anestésica antes da administração de anestésicos propriamente dita.

Podem ser utilizados anestésicos locais ou gerais, consoante o tipo de intervenção cirúrgica.

Eliminação:

Os animais transgénicos e knockout devem ser submetidos a eutanásia antes de serem eliminados, de acordo com as directrizes prescritas.

Os registos da eliminação e dos métodos de eliminação devem ser mantidos por rotina.

5. TÉCNICAS LABORATORIAIS COMUNS. COLHEITA DE SANGUE, SEPARAÇÃO DO SORO E DO PLASMA, ANESTÉSICOS E EUTANÁSIA UTILIZADOS EM ESTUDOS COM ANIMAIS

As amostras de sangue de animais de laboratório são frequentemente necessárias para estudar os efeitos dos medicamentos nos parâmetros bioquímicos e para investigar a farmacocinética dos medicamentos nesses animais. Existem dois tipos de procedimentos de amostragem para a recolha de sangue:

A) Colheita de sangue não terminal:

Neste método, o sangue é colhido de animais experimentais conscientes ou inconscientes através de retiradas únicas ou múltiplas, e os animais não são sacrificados posteriormente.

a) Veia caudal lateral ou artéria ventral/dorsal:

- Adequado tanto para ratos como para ratazanas, através da canulação do vaso sanguíneo ou de um corte superficial perpendicular à cauda.
- Volume obtido: Rato - pequeno a médio [50-100 µl], Rato - médio [0,2-0,4 ml].
- O procedimento é efectuado em ratinhos ou ratos conscientes. A cauda é imersa em água quente (cerca de 50-60°C) ou é aplicado xilol para aumentar a circulação através da veia da cauda. Introduz-se uma agulha (calibre 25-27, comprimento de 0,5 a 1 polegada), com o bisel para cima, na porção distal da veia da cauda. O sangue é aspirado lentamente para evitar o colapso da veia.
- A colheita de amostras com uma agulha minimiza a contaminação, mas pode ser difícil em ratos.
- A abertura do recipiente permite uma recolha de amostras mais fácil em ambas as espécies, mas pode resultar numa amostra de qualidade variável contaminada com tecido e produtos da pele.
- A qualidade da amostra diminui com tempos de sangria prolongados e com o afagamento da cauda.
- Permite a recolha repetida e é relativamente pouco traumática.
- Normalmente, é efectuada sem anestesia, mas é necessária uma contenção eficaz.
- O aquecimento da cauda com uma lâmpada de calor ou compressas quentes pode aumentar o volume de sangue.
- A colheita de amostras arteriais permite obter volumes maiores e é mais rápida, mas é crucial assegurar uma hemostase adequada.
- A perfuração da veia caudal com uma agulha é outro método de recolha de uma amostra de sangue muito pequena.

b) Veia/Arteria Mandibular:

- Adequado tanto para ratos como para ratazanas, através da perfuração da veia ou artéria mandibular com uma agulha [20G] ou estilete.
- Volume obtido: médio a grande [100-200 µl, ratinho; 0,4-0,5 ml, rato].
- A qualidade das amostras é geralmente boa.

- Normalmente realizada em animais não anestesiados, exigindo uma contenção eficaz.
- A amostragem arterial produz grandes volumes rapidamente, enquanto a amostragem venosa produz volumes médios a um ritmo mais lento.
- Aplicar uma ligeira pressão durante cerca de 30 segundos após a colheita para garantir a hemostase.

c) Safena/Tarso lateral:

- Aplicável tanto a ratos como a ratazanas, através da perfuração da veia safena com uma agulha [23-25G: ratinho, 21-23G: ratazana].
- Volumes de sangue obtidos: pequenos a médios [ratinho: 100 µl; rato: 0,4 ml].
- A repetição da amostragem é viável.
- A qualidade das amostras pode variar.
- Normalmente realizada em animais não anestesiados, exigindo uma contenção eficaz.
- Pode ser mais demorado devido à preparação do local.
- Requer prática para uma extração fiável de volumes de sangue maiores, especialmente em comparação com a colheita de amostras na cauda ou retro-orbital.
- A contenção prolongada e a preparação do local podem aumentar o sofrimento do animal.
- Pode ocorrer um favorecimento temporário do membro após o procedimento.
- Assegurar uma hemostase adequada após o procedimento.

d) Retro-orbital:

- Nota: Devido ao risco acrescido de complicações associadas a este procedimento, o CPCSEA recomenda que se considerem outras vias de colheita de sangue antes de se recorrer a este método. A técnica mandibular permite a recolha de um volume de sangue equivalente de uma forma mais rápida e menos arriscada.
- As pessoas que realizam o procedimento devem ser certificadas pelo Comité de Ética Animal (CEA).
- Aplicável em ratinhos através da penetração do seio retro-orbital com um tubo capilar de vidro [0,5 mm de diâmetro] ou através do plexo retro-orbital em ratos, utilizando um tubo capilar.
- Requer um operador qualificado.
- É necessário efetuar um exame de acompanhamento 24-48 horas após a recolha. Se ocorrerem complicações como estrabismo ou abaulamento do olho, deve ser apresentado um relatório de saúde animal.
- Volume obtido: médio a grande.
- A recolha é limitada a uma vez por olho.
- As potenciais complicações incluem:
- Hemorragia retro-orbitária que provoca um hematoma e uma pressão excessiva sobre o olho.
- Doenças oculares, como ulceração da córnea, queratite ou rutura devido a pressão para parar uma hemorragia ou a um hematoma.

- Danos no nervo ótico e nas estruturas intra-orbitais, provocando défices de visão ou cegueira.
- Fratura óssea ou danos neurais provocados pela pipeta.
- Perda do humor vítreo devido à penetração do globo ocular.
- O pessoal especializado pode efetuar a hemorragia retro-orbital em ratos não anestesiados, mas recomenda-se a anestesia durante a formação e na prática.
- Nos ratos, a presença de um plexo venoso pode causar mais danos nos tecidos orbitais do que nos ratinhos. É necessária anestesia geral, exceto se tal for cientificamente justificado e aprovado pelo CPCSEA. Recomenda-se a utilização de um anestésico oftálmico tópico, por exemplo, proparacaína ou tetracaína, antes do procedimento.
- A hemorragia retro-orbital em ratos efectuada por pessoal treinado representa mais do que "dor ou angústia mínima ou transitória" e é classificada como um procedimento de categoria 2. Assegurar uma hemostase adequada após o procedimento.

B) Colheita de sangue terminal/post-mortem:

Neste método, um grande volume de sangue é retirado de uma só vez ou em múltiplas retiradas de animais experimentais anestesiados. Normalmente, o animal é sacrificado durante ou após essa recolha de sangue.

A extração de sangue por punção cardíaca ou por corte axilar é considerada um procedimento terminal e só deve ser efectuada depois de se assegurar que o animal está sob anestesia cirúrgica. A colheita post-mortem da aorta é efectuada imediatamente após a eutanásia.

a) Punção cardíaca:

- Aplicável em ratos e ratazanas através da penetração no coração.
- Requer um operador qualificado.
- Volume obtido: médio a grande.
- O animal deve ser submetido a eutanásia imediatamente após a colheita de sangue.

b) Corte axilar:

- Aplicável tanto em ratos como em ratazanas.
- Os vasos axilares são incisados com uma lâmina de bisturi ou uma tesoura e o sangue acumulado é recolhido através de um tubo capilar.
- Volume obtido: médio a grande.
- O animal deve ser submetido a eutanásia imediatamente após a colheita de sangue, antes da recuperação da anestesia.

c) Colheita Pre-Mortem da Aorta ou da Veia Cava:

- Aplicável tanto em ratos como em ratinhos como procedimento pré-morte em animais anestesiados.
- O sangue é recolhido com uma agulha.
- O animal deve ser submetido a eutanásia imediatamente após a colheita de sangue, antes da recuperação da anestesia.
- Volume obtido: médio a grande.

d) Colheita post-mortem da Aorta:

- Aplicável em ratos e ratazanas como procedimento post-mortem em animais eutanasiados.
- Deve ser efectuada rapidamente após a eutanásia para garantir o fluxo sanguíneo.
- A aorta é incisada e o sangue acumula-se na cavidade pleural.
- O sangue é colhido num mini tubo capilar, assegurando que é mantido continuamente numa posição horizontal durante a extração.
- Volume obtido: médio a grande.

Resumo das técnicas de amostragem de sangue

Route	Anesthesia Required		Speed		Sample Quality		Repeat Samples		Relative Obtainable Volume *(approximations)*		Potential for Complications	
	Mouse	Rat	Mouse	Rat	Mouse	Rat	Mouse	Rat	Mouse	Rat	Mouse	Rat
Tail Vein	No	No	Med	Med	Fair	Good	Yes	Yes	Small (50 ul)	Small *(.2 mls)*	Low	Low
Tail Artery	No	No	Fast	Fast	Good	Very Good	Yes	Very Good	Medium *(100 ul)*	Medium *(.4 mls)*	Low	Low
Retro-orbital	No	Yes	Fast	Med	Very Good	Good	Alternate eyes	Alternate eyes	Med.-Large *(200 ul)*	Med.-Large *(.5 mls)*	Moderate -High	Moderate -High
Saphenous	No	No	Med.	Med	Good	Good	Yes	Yes	Small-Med. *(100 ul)*	Small-Med. *(.4 mls)*	Low	Low
Mandibular Vein	No	No	Slow-Med.	Slow-Med.	Fair-Good	Fair-Good	Yes	Yes	Small-Med. *(100 ul)*	Small-Med. *(.4 mls)*	Moderate	Moderate
Mandibular Artery	No	No	Very Fast	Very Fast	Very Good	Very Good	Yes	Yes	Large *(200 ul)*	Large *(.5 mls)*	Moderate	Moderate

Directrizes para a recolha de sangue:

O Comité de Ética Animal (CEA) estabelece directrizes para a colheita de sangue, de modo a garantir o bem-estar dos animais. De um modo geral, a colheita única de sangue de sobrevivência está limitada a 15% do volume de sangue de um animal. No entanto, os limites para a colheita de sangue em série variam consoante a espécie, a estirpe e a frequência da colheita, como se indica nos quadros 1 e 2. Nos casos em que são necessárias recolhas repetidas ou volumes maiores, a AEC pode exigir a monitorização de sinais de anemia, como o hematócrito e os níveis de proteínas séricas. É essencial considerar o sangue colhido para diagnóstico ou procedimentos veterinários ao avaliar o volume total disponível para uso experimental. Em todos os casos, os volumes de recolha de sangue devem ser reduzidos ao mínimo necessário para uma experimentação ou diagnóstico bem sucedidos.

Tabela 1:

Espécies	Volume sanguíneo médio (ml/kg)	Intervalo de volume sanguíneo (ml/kg)	Volume de sangue (média)
Rato (25 g)	58.6	55-80	7.5%, 10%, 15%
Rato (250 g)	64	58-70	1,2 ml, 1,6 ml, 2,4 ml
Coelho (4 kg)	56	44-70	17 ml, 22 ml, 34 ml
Primata não-humano	56	55-75	34 ml, 45 ml, 67 ml

Tabela 2:

Volume de sangue removido (%)	Amostragem única Período de recuperação	Volume acumulado removido (%)	Período de recuperação de amostras múltiplas
7.5%	1 semana	7.5%	1 semana
10%	2 semanas	10-15%	2 semanas
10-15%	4 semanas	20%	3 semanas

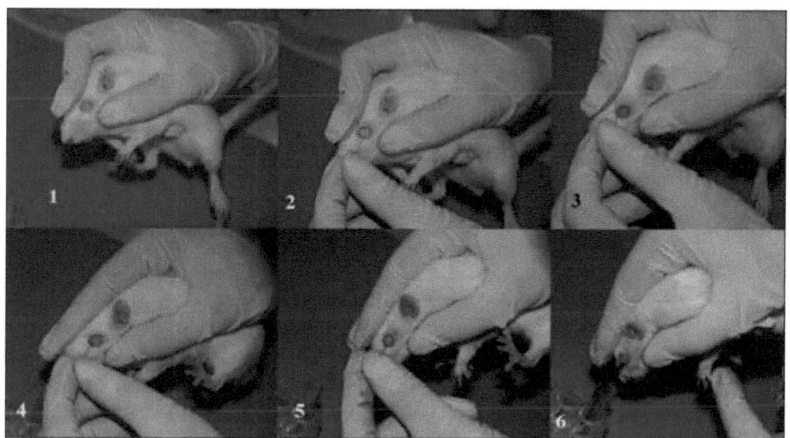

B. Anestésicos e eutanásia utilizados em estudos com animais

Os indivíduos que utilizam animais em investigação, ensino ou testes têm a obrigação crucial de antecipar e mitigar qualquer potencial de causar dor, angústia ou desconforto aos animais envolvidos. Embora os animais possam não exprimir dor da mesma forma que os seres humanos, presume-se geralmente que os procedimentos que causam dor nos seres humanos também causam dor nos animais. Os sinais de dor nos animais podem incluir alterações de comportamento, como a redução da atividade, dos cuidados e do apetite, bem como alterações das variáveis fisiológicas, como a frequência respiratória e a frequência cardíaca.

A dor, a angústia e o desconforto dos animais podem levar a alterações fisiológicas indesejáveis que podem afetar os resultados experimentais e a recuperação de procedimentos cirúrgicos. Por conseguinte, é do interesse tanto dos animais como dos investigadores minimizar estas condições. Tal pode ser conseguido através de cuidados de enfermagem atentos, incluindo a manutenção dos animais quentes, limpos, secos e bem acolchoados, bem como a utilização de fármacos analgésicos para aliviar a dor.

Além disso, os cuidados pós-procedimento adequados devem incluir esforços para prevenir ou tratar as complicações que podem resultar da anestesia, como a aspiração, a pneumonia, a depressão cardiovascular e respiratória, a desidratação e a infeção. A utilização adequada de tranquilizantes, anestésicos e analgésicos é não só cientificamente necessária, mas também eticamente essencial para o tratamento humano dos animais de investigação.

Anestesia:

Derivada da palavra grega que significa "sem perceção de insensibilidade", a anestesia proporciona alívio da dor ou de procedimentos indutores de dor através da eliminação da sensação. A administração da anestesia requer conhecimentos especializados sobre os medicamentos específicos adequados para as espécies animais em causa.

Existem vários anestésicos habitualmente utilizados em roedores, incluindo:

- Cloralose
- Uretano
- Barbitúricos
- Paraldeído

Cloralose:

- Este composto de cloral e glucose forma α-cloralose (ativa) e β-cloralose (inativa) quando aquecido em conjunto.
- Administrado por via intravenosa ou intraperitoneal como uma solução a 1% em NaCl a 0,9% ou água destilada a 30-40°C, mantendo uma profundidade de anestesia constante.
- As desvantagens incluem a adequação principalmente para experiências agudas em cães e gatos, com efeitos que duram 3-4 horas ou mais.
- As vantagens incluem uma profundidade de anestesia consistente, respiração, circulação e reflexos mantidos.

Uretano (carbamato de etilo):

- Facilmente solúvel em água, geralmente administrado como uma solução a 25%.
- As desvantagens incluem toxicidade com utilização prolongada, podendo afetar o fígado e causar agranulocitose e adenomas pulmonares.
- Os ratinhos podem desenvolver tumores pulmonares independentemente da via de administração.

Barbitúricos:

- Interferem na transmissão dos impulsos nervosos no sistema nervoso central e nos gânglios, deprimindo os reflexos cardiovasculares e da medula espinal.
- Nos coelhos, a perda do reflexo pedonal precede a perda dos reflexos pupilar e palpebral.
- **Pentobarbital:** Historicamente, o pentobarbital tem sido amplamente utilizado como anestésico em roedores.
- **Vantagens:** Deprime minimamente a função cardiovascular nas doses recomendadas e oferece uma anestesia cirúrgica prolongada com uma duração aproximada de 45 minutos.
- **Desvantagens:** O pentobarbital é um potente indutor do sistema enzimático microssomal hepático, levando a uma depressão respiratória pronunciada e hipotermia, especialmente com doses repetidas.
- **Fenobarbital sódico:** O fenobarbital sódico e a barbitona sódica são utilizados para procedimentos experimentais prolongados.
- **Tiopental sódico:** O tiopental sódico (pentotal) é adequado para procedimentos cirúrgicos de curta duração, induzindo anestesia rápida com excitação mínima.

Paraldeído:

- **Vantagens:** Tem uma ampla margem de segurança, deprimindo seletivamente o cérebro sem afetar os centros medulares. No entanto, a injeção intravenosa pode provocar dilatação cardíaca e congestão e edema pulmonar.
- **Desvantagens:** O paraldeído diminui a pressão arterial basal e a resposta a fármacos vasopressores e depressores, resultando numa resposta pressora fraca à oclusão carotídea bilateral.

Sulfato de magnésio:

- A administração intravenosa de uma solução de sulfato de magnésio a 20% a 5 ml/kg produz anestesia durante aproximadamente uma hora. A reversão imediata do seu efeito depressivo pode ser conseguida com gluconato de cálcio intravenoso. A sua principal utilização é a eutanásia.

Tribromoetanol:

- **Vantagens:** O tribromoetanol proporciona geralmente uma anestesia cirúrgica eficaz na maioria dos roedores, acompanhada de um bom relaxamento dos músculos esqueléticos e de uma depressão respiratória moderada. É económico e não é uma substância controlada.
- **Desvantagens:** Existe um risco de peritonite associado ao tribromoetanol. A exposição à luz ou a temperaturas superiores a 40°C provoca a degradação em

ácido bromídrico e dibromoacetaldeído, ambos altamente irritantes e potencialmente fatais quando administrados por via intraperitoneal, provocando peritonite e aderências viscerais.

Cloridrato de cetamina:

O cloridrato de cetamina, classificado como um anestésico dissociativo, interrompe a transmissão da dor e suprime a atividade da medula espinal, em parte através da sua interação com os receptores opióides. No entanto, não alivia eficazmente a dor visceral e proporciona um relaxamento muscular e analgesia limitados.

Desvantagens: A eficácia da cetamina como agente anestésico único é limitada, sendo frequentemente necessária a sua combinação com outros fármacos. Quando utilizada em combinação, é normalmente administrada por via intraperitoneal (IP). A natureza ácida da cetamina pode causar irritação e necrose muscular se administrada por via intramuscular (IM). Além disso, a cetamina pode induzir lesões nervosas que levam a comportamentos de auto-mutilação em roedores. Sendo uma substância controlada, a cetamina deve ser armazenada em segurança num armário fechado à chave, devendo a sua utilização ser documentada num registo.

Eutanásia:

O termo eutanásia tem origem nas palavras gregas "eu", que significa bom, e "thanatos", que significa morte. Refere-se ao ato humano de induzir a morte de um animal rapidamente e sem dor, desconforto ou angústia desnecessários. Os métodos de eutanásia podem ser classificados em dois tipos:

A. Métodos químicos:

i. Agentes inalantes:

Exemplos incluem éter, halotano, metoxiflurano, isoflurano, enflurano, clorofórmio, azoto, óxido nitroso, dióxido de carbono, monóxido de carbono, árgon e cianeto de hidrogénio.

ii. Agentes injectáveis:

Os exemplos incluem barbitúricos, hidrato de cloral, etanol, cetamina, sulfato de magnésio, cloreto de potássio e agentes bloqueadores neuromusculares.

B. Métodos físicos:

Estes métodos implicam acções físicas para induzir a eutanásia, incluindo parafuso penetrante em cativeiro, eutanásia por golpe na cabeça, tiro, luxação cervical, decapitação, eletrocussão, irradiação por micro-ondas, compressão torácica (cardiopulmonar, cardíaca), armadilhas para matar, maceração, métodos adjuvantes, exsanguinação, atordoamento e picada.

Introdução aos métodos comuns de eutanásia

Inalação de gás anestésico: Geralmente aceitável para roedores e pequenos animais com peso inferior a 7 kg, frequentemente utilizado juntamente com um método físico como a decapitação ou a deslocação cervical.

Inalação de CO2: Aceitável sob condições, incluindo as directrizes específicas enumeradas abaixo.

Agentes de imersão (por exemplo, MS 222/Tricaína): Adequados para espécies aquáticas, normalmente combinados com um método físico secundário.

Deslocação cervical: Aceitável para pequenas aves, ratinhos e ratos jovens, exigindo uma formação adequada e sendo preferencialmente efectuada sob anestesia, exceto se autorizada pela CPCSEA.

Decapitação: Considerada adequada para roedores e coelhos pequenos, exigindo treino e anestesia, exceto se aprovada.

Agentes barbitúricos injectáveis (por exemplo, pentobarbital de sódio, Euthasol®, Eutha 6®, Fatal Plus®): Aceitável para a maioria das espécies.

Exsanguinação/Perfusão cardíaca: Aceitável em condições específicas com os animais anestesiados.

Considerações especiais para a utilização de CO2:

Quando utilizar CO2, siga as directrizes adicionais:

- Utilizar apenas botijas de gás comprimido, de preferência com um método de enchimento gradual.
- Evitar a utilização de gelo seco para a administração de CO2.
- A imersão em CO2 a 100% é considerada inaceitável devido ao potencial de dor e angústia.
- Utilizar as gaiolas dos animais para minimizar o stress.
- Assegurar que as câmaras de eutanásia não estão sobrelotadas.
- As gaiolas de transporte não deveriam sobrelotar os animais que são transportados para eutanásia.
- Evitar misturar ratos machos de gaiolas diferentes para evitar angústias e lutas.
- Estão disponíveis instruções pormenorizadas sobre a eutanásia por CO2 nas salas de procedimentos dos biotérios e no sítio Web da CPCSEA.

6. ESTUDO DE DIFERENTES VIAS DE ADMINISTRAÇÃO DE FÁRMACOS EM RATINHOS/RATOS

Os animais experimentais podem receber substâncias medicamentosas através de várias vias de administração, incluindo:

Gastrointestinal:

- Oral (per os): Administrado pela boca, com cuidado para evitar a entrada no trato respiratório. A entrada acidental pode resultar no aparecimento de material na cavidade nasal e no facto de o animal exibir um esforço violento.
- Gavagem: Material administrado no estômago através de um tubo ou agulha de gavagem.
- Rectal (por reto): Material administrado no reto através do ânus.
- NPO (nil per os): Nada por via oral, normalmente prescrito antes da anestesia geral.

Parenteral:

- Intravenoso (IV): Diretamente na corrente sanguínea venosa.
- Intraperitoneal (IP): Para dentro da cavidade abdominal.
- Subcutâneo (SC): Por baixo da pele.
- Intramuscular (IM): Num músculo.
- Intradérmico (ID): No interior ou entre as camadas da pele.
- Intratecal (IT): No espaço subaracnoideu da medula espinal.
- Intratecal (IC): Na substância do cérebro.

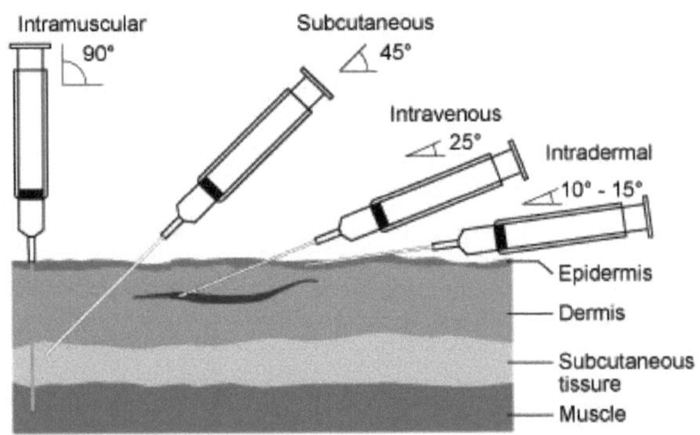

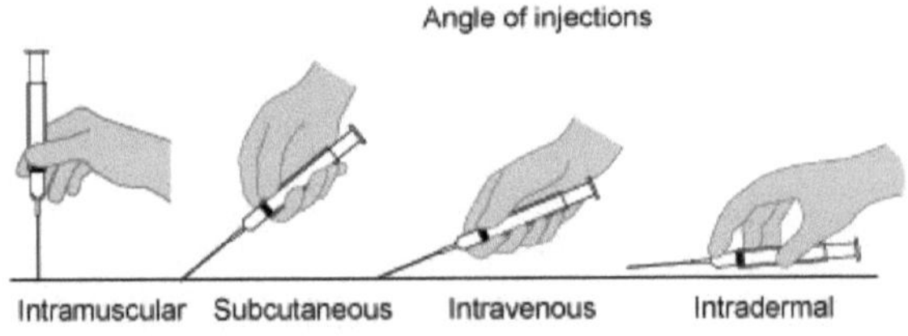

A escolha da via de administração de um medicamento depende de vários factores, incluindo a natureza da substância, a espécie animal, o objetivo pretendido e outras considerações. Cada via requer um conhecimento básico da anatomia local no local da injeção, embora as técnicas possam variar consoante as espécies.

É crucial que o investigador esteja ciente das propriedades fisiológicas da substância a ser injectada. Os veículos ou fármacos irritantes podem provocar danos e desconforto significativos nos tecidos. Por exemplo, a pata de coelho não é adequada como local de injeção devido à sua sensibilidade. Do mesmo modo, o pentobarbital só deve ser administrado por via intravenosa ou intraperitoneal, evitando as vias subcutânea ou intramuscular, para evitar irritações.

Tamanhos de agulha e volumes de injeção recomendados

Espécies	**Intravenosa**	**Intraperitoneal**	**Intramuscular**	**Subcutâneo**
Rato	Veia lateral da cauda; 0,2 ml; ~ 25 ga	2-3 ml; ~ 25 ga	**NR** Quadríceps/posterior da coxa; 0,05 ml; ~ 25 ga	Caspa; 2-3 ml; ~20 ga
Rato	Veia lateral da cauda; 0,5 ml; ~ 23 ga	5-10 ml; ~ 21 ga	**NR** Quadríceps/posterior da coxa; 0,3 ml; ~23-25 ga	Caspa; 5-10 ml; ~ 20 ga
Hamster	Femoral / jugular veia (cortada); 0,3 ml; ~ 25 ga	3-4 ml; ~21 ga	**NR** Quadríceps/posterior da coxa; 0,1 ml; ~ 25 ga	Caspa; 3-4 ml; ~ 20 ga
Porquinho-da-índia	Veia da orelha, safena veia; 0,5 ml; ~ 23 ga	10-15 ml; ~ 21 ga	Quadríceps/posterior coxa; 0,3 ml; ~ 21 ga	Scruff; 5-10 ml; ~ 20 ga
Coelho	Veia marginal da orelha; 1- 5 ml (lentamente); ~21 Ga	50-100 ml; ~ 20 ga	Quadríceps/posterior da coxa, músculos lombares; 0,5-1 ml; ~ 20 ga	Caspa, flanco; 30-50 ml; ~ 20 ga

Gato	Veia cefálica, 2-5 ml (lentamente); ~21 ga	50-100 ml; ~ 20 ga	Quadríceps/posterior da coxa; 1 ml; ~ 20 ga	Caspa, costas; 50-100 ml; ~20 ga
Cão	Veia cefálica; 10-15 ml (lentamente); ~ 21 ga	100-200 ml; ~ 18 ga	Quadríceps/posterior da coxa; 2-5 ml; ~ 20 ga	Caspa, costas; 100-200 ml; ~ 20 ga
Primata (Esquilo/ O wl macaco, galago)	Veia femoral; 0,5-1 ml (lentamente); ~ 21 ga	10-15 ml; ~ 21 ga	Quadríceps/posterior da coxa; 0,3-0,5 ml; ~ 21 ga	Scruff, 5-10 ml,~ 20 ga
Primata* (Rhesus, Cyno, Neve)	Veias cefálicas, tarsais recorrentes ou jugulares; 5-10 ml (lentamente); ~ 20 ga	25-50 ml; ~ 20 ga	Quadríceps/coxa posterior, tríceps; 1-3 ml; ~ 20 ga	Scruff; 10-30 ml; ~ 20 ga
Primata * (Babuíno)	Veias cefálica, tarsal recorrente e jugular; 10-20 ml (lentamente); ~ 20 ga	50-100 ml; ~ 18 ga	Quadríceps/coxa posterior, tríceps; 1-3 ml; ~ 20 ga	Caspa, 10-30 ml por local; 60-100 no total; ~ 20 ga

*** Deve ser quimicamente contido**

NR= Não recomendado. Requer cuidados extremos.

IV. LOCAIS DE INJECÇÃO

SITE	ESPÉCIES
Veia jugular	Gato, ovelha, cão, cabra, coelho, cavalo, vaca

Veia cefálica (membro anterior)	Cão, gato, grandes primatas
Veia safena (membro posterior)	Macaco, cão, porquinho-da-índia (difícil)
Veia caudal	Rato, ratinho
Veia marginal da orelha	Coelho, porco
Veia alar (veia da asa)	Ave
Veia femoral	Macaco, gato

7. ESTUDO DO EFEITO DOS INDUTORES DAS ENZIMAS MICROSSOMAIS HEPÁTICAS SOBRE O TEMPO DE SONO COM FENOBARBITONA EM RATINHOS

REQUISITOS:

- Ratos (20-25g),
- Seringa,
- Agulha (22-24 Gauge),
- Cronómetro

DROGAS:

- Pentobarbital sódico (10 mg/ml)
- Diazepam (1 mg/kg)
- Solução salina (0,9% NaCl)

TEORIA:

- Os sedativos induzem efeitos calmantes e ansiolíticos, levando à sonolência e à redução da ansiedade.
- Em doses terapêuticas, os sedativos actuam como ansiolíticos, mas em doses maiores induzem hipnose ou sono, e alguns podem mesmo produzir anestesia.
- O fenobarbital, também conhecido como fenobarbitona ou fenobarb, é recomendado pela Organização Mundial de Saúde para o tratamento de certos tipos de epilepsia nos países em desenvolvimento.
- O fenobarbital é um indutor do citocromo P450 e é utilizado para reduzir a toxicidade de alguns medicamentos.
- A sedação e a hipnose são os principais efeitos secundários (por vezes pretendidos) do fenobarbital.

PROCEDIMENTO:

- Primeiro, os ratos são divididos em três grupos, sendo cada grupo constituído por três ratos.
- O primeiro grupo recebe solução salina (0,1 ml, i.p).
- O segundo grupo recebe pentobarbital sódico (40 mg/kg, i.p.).
- O terceiro grupo recebe Diazepam (5 mg/kg, i.p).
- O volume de medicamento injetado não deve exceder 0,5 ml nos ratinhos.
- O início da ação é determinado pela observação da perda do reflexo de endireitamento nos ratos, indicando a incapacidade de manter a sua posição normal ou o adormecimento (hipnose), que é registado para cada animal.
- Os animais são então colocados de costas, com um espaço suficiente entre eles.
- Em seguida, regista-se o tempo de recuperação do sono, desde a perda do reflexo de endireitamento até ao regresso do animal à sua postura normal.

QUADRO DE OBSERVAÇÃO:

Grupos	Drogas	Dose	Animais	Tempo de início	Tempo de recuperação
I	Salina		1	-	-
			2	-	-
			3	-	-
II	Pentobarbitona	40 mg/kg	4	10	140
			5	8	130
			6	14	150
III	Diazepam	5 mg/kg	7	25	90
			8	30	90
			9	31	110

Resultados:

O grupo do Pentobarbital apresentou uma perda mais rápida do reflexo de endireitamento em comparação com os grupos do Diazepam e da solução salina.

O tempo de recuperação do sono foi mais longo no grupo do Pentobarbital, seguido do grupo do Diazepam e depois do grupo da solução salina.

Discussão:

Os barbitúricos, as benzodiazepinas e outras drogas semelhantes induzem o sono nos seres humanos e nos animais através da depressão do sistema nervoso central.

Estas substâncias são geralmente designadas por sedativos e hipnóticos.

8. EFEITO DOS MEDICAMENTOS NA MOTILIDADE CILIAR DO ESÓFAGO DA RÃ

Introdução:

Os fármacos colinérgicos estimulam a contração ciliar, aumentando os movimentos, enquanto os fármacos anticolinérgicos induzem a paralisia ciliar, levando à diminuição dos movimentos.

Objetivo:

Investigar os efeitos de fármacos específicos na motilidade ciliar do esófago da rã.

Materiais:

Rã

Sementes de papoila

Tábua de madeira para rãs

Cronómetro

Medicamentos e soluções:

A) Acetilcolina 10%: Agonista colinérgico

B) Fisostigmina 10%: Inibidor da anticolinesterase

C) Atropina 0,1%: Agonista muscarínico não seletivo ou agente anticolinérgico

D) Ringer de rã: Solução nutritiva para manter a viabilidade dos tecidos

E) d-Tubocurarina: Relaxante muscular

Método:

Preparação do esófago de rã:

- A cabeça da rã foi cortada com uma lâmina de uma tesoura, deixando intactos o pavimento da boca e o maxilar inferior.
- Após a destruição da medula espinal, a rã foi fixada com o lado dorsal para cima num tapete de cortiça ou numa tábua de madeira. A pele do dorso foi incisada ao longo da linha média e a parede posterior do corpo foi removida através de cortes paralelos à linha média ao longo de 3 cm.
- O esófago foi exposto e aberto dorsalmente desde a cavidade bucal até ao estômago.
- Foi posicionado horizontalmente com a superfície interna virada para cima, utilizando um ou dois pinos.
- A rã no tapete de cortiça foi depois colocada numa câmara de perspex e tapada com uma tampa.
- Foi colocado algodão húmido, embebido em água quente, em cada lado da rã para manter a humidade do ar.
- Uma pequena ranhura na tampa, perpendicular à linha média do esófago, permitia a queda de pequenas partículas sobre o esófago para observação.

- As sementes de papoila, peneiradas através de uma malha 40 e retidas se não passassem através de uma malha 60, foram utilizadas como partículas.
- Uma linha marcada na tampa de perspex indicava a distância que as partículas deviam percorrer, fixada em 8 mm.

Registo do movimento ciliar:

- A preparação foi irrigada periodicamente, de 5 em 5-20 minutos, com solução de Locke diluída (10 partes de solução para 14 partes de água destilada).
- As leituras envolveram a cronometragem do percurso de 10 sementes ao longo da distância de 8 mm, o cálculo do tempo médio e a determinação da distância percorrida em 100 segundos.
- Após a obtenção de medições da taxa de transporte durante 30-40 minutos, o esófago foi irrigado com uma solução do fármaco em solução de Locke diluída.
- A irrigação foi repetida em intervalos entre leituras, como anteriormente. Depois de observados os efeitos do fármaco, a irrigação foi retomada apenas com solução de Locke diluída, resultando normalmente num retorno à taxa de transporte inicial.
- Em algumas experiências, a mucosa esofágica foi removida da rã para observar o movimento ciliar quando não era possível a circulação através da membrana.

Resultados:

Efeito do Sulfato de Eserina:

Uma experiência realizada para avaliar o impacto do sulfato de eserina a uma concentração de 10-4 (figura 1) representou o transporte de sementes de papoila no eixo das ordenadas. Durante um período de observação de 35 minutos, verificou-se que a taxa média era de cerca de 7 mm por 100 segundos. Durante este período, a membrana mucosa foi lavada regularmente com solução de Locke diluída de 5 em 5 minutos. Após a aplicação de eserina, observada 5 minutos mais tarde, a taxa subiu para aproximadamente 14 mm por 100 segundos, persistindo neste nível durante os 30 minutos subsequentes, durante os quais a membrana foi constantemente banhada com solução de eserina. Terminado o período de 30 minutos, a membrana foi novamente lavada com solução de Locke diluída, o que levou a um rápido retorno da taxa de transporte ao seu valor inicial. Foram realizadas várias experiências com diferentes concentrações de eserina, sendo a variação da taxa de movimento ciliar expressa em percentagem da taxa inicial. Para cada experiência, a taxa inicial representou a média de todas as taxas observadas antes da aplicação de eserina, enquanto a taxa após a aplicação de eserina reflectiu a taxa média ao longo do período de aplicação. Em todas as experiências, a remoção da eserina levou a um retorno à taxa inicial. O quadro I apresenta os resultados, indicando que, à medida que a concentração de eserina aumentava, o efeito médio aumentava até atingir um pico a 10-4, após o que diminuía. Notavelmente, a eserina 4 x 10-4 não conseguiu aumentar as taxas de movimento ciliar e, em vez disso, deprimiu-as.

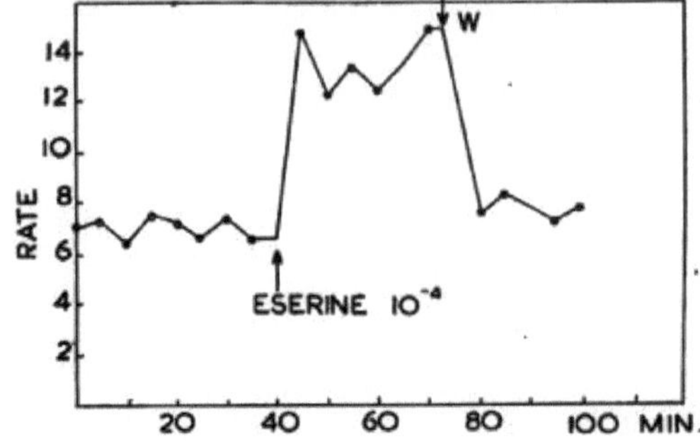

Fig. 1.—Action of 10^{-4} eserine on ciliary movement in the oesophagus of the pithed frog. Ordinate is rate in mm./30 sec. Each point is the mean of 10 observations. At W membrane washed with diluted Locke solution.

EFFECT OF ESERINE ON CILIARY MOVEMENT IN THE FROG OESOPHAGUS
(Each figure is taken from a separate experiment)

	Percentage change in rate at concentrations indicated			
	10^{-5}	10^{-4}	2×10^{-4}	4×10^{-4} eserine
	+55	+145	+78.5	−20.5
	+40	+79.5	+14.5	+38
	+24	+83	+27.5	−43
	+35.5	+81.8	+53	−16.8
	+52	+87	+19.6	−13.2
Mean ..	+41.3	+95.2	+38.6	−11.1

Acetilcolina:

De forma semelhante às concentrações mais baixas de eserina, a aplicação de acetilcolina levou a um aumento na taxa de movimento ciliar. Foi utilizada uma única concentração de 10-5, resultando em aumentos da taxa de 79%, 25%, 44%, 54% e 56% em cinco experiências separadas, com um aumento médio de aproximadamente 50%. Em três experiências, observou-se que a remoção da acetilcolina resultou num abrandamento transitório da taxa para um valor muito inferior à taxa inicial. Este efeito é representado na Fig. 2; com base em pesquisas anteriores sobre as aurículas, sugere que a presença de acetilcolina aplicada inibiu a produção natural de acetilcolina, que retomou a taxa inicial algum tempo após a remoção da acetilcolina aplicada.

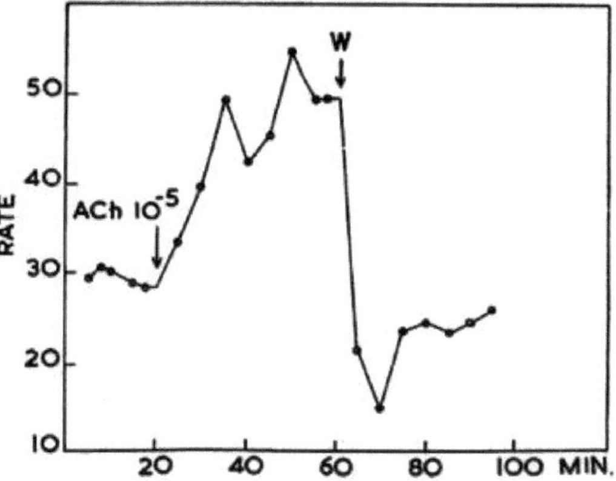

Fig. 2.—Action of 10^{-5} acetylcholine on ciliary movement in the oesophagus of the pithed frog. Ordinate is rate in mm./100 sec. Note the drop in rate after the acetylcholine had been removed by washing at W; the rate fell to less than the initial value and then slowly recovered.

Sulfato de Atropina:

Numa concentração de 10-6, observou-se que a atropina inibia o movimento ciliar. Em três experiências, a taxa diminuiu para 18%, 64% e 40% do seu valor original. Após a remoção da atropina, a taxa voltou rapidamente ao seu nível inicial.

d-Tubocurarina:

Da mesma forma, a d-tubocurarina, a uma concentração de 10-6, exibiu um efeito inibitório sobre o movimento ciliar comparável ao da atropina. Este efeito foi evidente não só no esófago in situ mas também na preparação isolada.

Fonte: ciliary movement and acetylcholine por pamela kordik, e. Bulbring, e j. H. Burn, do departamento de farmacologia da universidade de oxford (recebido em 2 de outubro de 1951), brit. J. Pharmacol. (1952), 7, 67.

9. EFEITO DOS MEDICAMENTOS NO OLHO DO COELHO

Requisitos:

Coelhos, conta-gotas, suporte para coelhos

Medicamentos:

Acetilcolina, Carbachol, Fisostigmina, Atropina, Efedrina, Lignocaína

- A íris do olho é constituída por dois tipos de músculos lisos: as pupilas esfíncteres e as pupilas dilatadoras (músculos radiais).
- A contração do esfíncter pupilar leva à constrição da pupila, causando miose, enquanto a contração dos músculos radiais resulta na dilatação da pupila, conhecida como midríase.
- Além disso, o olho contém músculos ciliares responsáveis pelo ajuste do cristalino para a visão ao longe e ao perto.

Procedimento:

Colocar o coelho numa coelheira com a cabeça para fora. Designar o olho direito como o olho de controlo (2-3 gotas de solução salina normal instiladas) e o olho esquerdo como o olho de teste (que recebe também 2-3 gotas de solução salina normal).

Teste de reflexos:

Reflexo de toque da córnea: tocar a córnea com um pedaço de algodão ou de papel e observar se o coelho pisca as pálpebras. Verificar ambos os olhos de controlo e de teste.

Reflexo da luz: apontar uma lanterna para o olho e observar a constrição da pupila em resposta à luz. Verificar ambos os olhos de controlo e de teste.

Efeitos dos medicamentos no diâmetro da pupila: Observar as alterações no diâmetro da pupila após a adição da solução do fármaco e comparar com o diâmetro das pupilas de ambos os olhos.

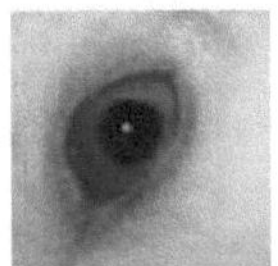
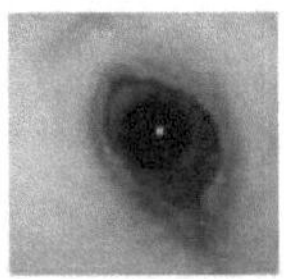
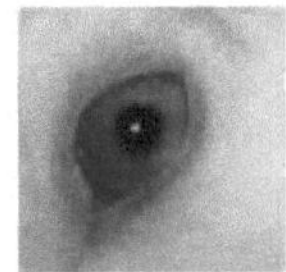
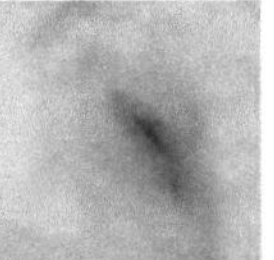

Tabela de observação:

N.º Sr.	Solução medicamentos a	Tamanho do aluno	Reflexo de luz	Reflexo tátil

1	**Salina**	**Sem alterações**	**Presente**	**Presente**
2	**Efedrina**	**Aumentar**	**Presente**	**Presente**
3	**Carbachol**	**Diminuir**	**Presente**	**Presente**
4	**Fisostigmina**	**Diminuir**	**Presente**	**Presente**
5	**Atropina**	**Aumentar**	**Ausente**	**Presente**
6	**Lignocaína**	**Sem alterações**	**Presente**	**Ausente**

Discussão:

A acetilcolina/carbacol estimula os receptores muscarínicos (M3) nos músculos do esfíncter da íris, levando à sua contração e a uma redução do tamanho da pupila (meiose).

A fisostigmina, um inibidor reversível da colinesterase, impede a degradação da acetilcolina, resultando num aumento dos níveis de acetilcolina. Este excesso de acetilcolina liga-se aos receptores muscarínicos nos músculos do esfíncter, provocando a meiose.

A efedrina actua ligando-se aos receptores alfa (α1) nos músculos radiais, provocando a sua contração. Esta contração dilata a pupila, resultando num aumento do tamanho da pupila (midríase).

A atropina compete com a acetilcolina na ligação aos receptores muscarínicos, actuando como um antagonista competitivo. Ao ligar-se a estes receptores, a atropina inibe a ação da acetilcolina nos músculos do esfíncter, levando à sua paralisia e a um aumento do tamanho da pupila. A paralisia dos músculos ciliares também impede os reflexos luminosos.

A lidocaína/Cocaína, como anestésico local, bloqueia os reflexos da córnea quando instilada. Embora não haja alteração do tamanho da pupila, a ausência do reflexo do tato indica o seu efeito. No entanto, a focagem de luz no olho ainda resulta em alterações no tamanho da pupila, demonstrando um reflexo de luz positivo, apesar da ausência de reflexos de toque.

10. EFEITOS DOS RELAXANTES MUSCULARES ESQUELÉTICOS UTILIZANDO O APARELHO ROTA-ROD

Aparelho: Rotarod

Medicamento: Diazepam

Animais: Ratos

Princípio:

Os ansiolíticos, designados por tranquilizantes menores, e os neurolépticos ou antipsicóticos, designados por tranquilizantes maiores, produzem um relaxamento dos músculos esqueléticos, visando sobretudo o sistema nervoso central (SNC). O primeiro sinal de relaxamento do músculo esquelético mediado centralmente é uma perturbação na manutenção do tónus e da postura. No teste do rotarod, os ratos são autorizados a permanecer numa haste que gira lentamente. Quando lhes é administrado um relaxante muscular esquelético, não conseguem manter a sua postura na vara.

Teoria:

Os relaxantes musculares esqueléticos são medicamentos utilizados para relaxar e reduzir a tensão nos músculos. São classificados como relaxantes musculares de ação central, que actuam no cérebro ou na medula espinal para bloquear ou amortecer as vias nervosas excessivamente estimuladas, e relaxantes musculares de ação periférica, que actuam diretamente nas fibras musculares. Exemplos de relaxantes musculares de ação central incluem o baclofeno, o metocarbamol e a tizanidina, enquanto o dantrolene e diferentes tipos de toxina botulínica são exemplos de relaxantes musculares de ação periférica. O extrato de cannabis também possui propriedades relaxantes musculares, actuando tanto a nível central como periférico.

Procedimento:

A prática consiste em registar o tempo necessário para que os ratos caiam da vara. O aparelho de rotarod é ligado e são efectuadas as seguintes fases:

a) Fase de formação:

Consiste em 3 ensaios a uma velocidade constante de 20 rpm.

Todos os ensaios são efectuados com intervalos de 10 minutos.

O tempo de queda da vara para os ratos é anotado e o valor médio é calculado.

b) Fase de teste:

É injetado o medicamento em estudo (Diazepam 2mg/kg).

Após 30 minutos, os ratos são colocados no rotarod.

O tempo de queda da vara para os ratos é anotado e o valor médio é calculado.

Cálculo da dose:

Peso do ratinho 30 G = 30 X 10-3Kg A dose de diazepam é de 2 mg/Kg

1 Kg de animal necessário2 mg de dose

30 X 10-3Kg de animal necessário (?) = 60 X 10-3 mg

Solução de reserva = 0,2 mg/mL

0,2 mg de medicamento necessário1 ml de dose

60 X 10-3mg de medicamento necessário (?) = dose de 0,3 mL

Observações:

S.NO	Peso corporal (GM)	Tratamento medicamentoso dose	Volume de medicamento injetado (mL)	Queda de tempo (em segundos)		% de diminuição da atividade
				Antes do medicamento	Depois do medicamento	
1.	40	Diazepam 2mg/kg (i.p)	0.40	305	68	77.7
2.	34		0.34	266	78	70.67
3.	30		0.30	209	55	73.68
4.	30		0.30	321	103	67.91

Discussão:

Verifica-se que a coordenação motora dos ratos diminui quando lhes é administrado o medicamento diazepam. Por conseguinte, podemos concluir que o diazepam tem propriedades relaxantes do esqueleto.

11. EFEITO DOS MEDICAMENTOS NA ACTIVIDADE LOCOMOTORA UTILIZANDO O ACTOFOTÓMETRO

Fármaco: Diazepam (2 mg/kg, i.p.)

Solução de reserva: 0,2 mg/mL

Animal: Ratos (20 - 25 g)

Equipamento: Actofotómetro

Princípio:

Os fármacos que actuam no sistema nervoso central (SNC) têm um impacto significativo na atividade locomotora, tanto nos seres humanos como nos animais. Os depressores do SNC, como os barbitúricos e o álcool, tendem a reduzir a atividade motora, ao passo que os estimulantes, como a cafeína e as anfetaminas, normalmente aumentam a atividade. A atividade locomotora serve como um indicador de vigília ou de alerta mental. A medição da atividade locomotora, em particular do movimento horizontal, pode ser realizada de forma eficaz com um actofotómetro. Este dispositivo utiliza células fotoeléctricas ligadas a um contador. Quando o animal interrompe o feixe de luz que incide sobre a célula fotoeléctrica, é registada uma contagem. Os actofotómetros podem ter arenas circulares ou quadradas para o movimento do animal, adequadas para testar tanto ratos como ratazanas.

Procedimento:

Pesar os animais (ratinhos de 20-25 g) e atribuir-lhes números.

Assegurar que todas as células fotoeléctricas estão operacionais para um registo preciso e, em seguida, ativar o equipamento. Colocar cada rato individualmente na gaiola de atividade durante 10 minutos e registar a sua pontuação de atividade basal (6).

Administrar cloridrato de clorpromazina (Dose: 3 mg/kg, i.p.). Preparar uma solução de reserva com uma concentração de 0,3 mg/ml e injetar 1 ml por 100 g de peso corporal do rato. Após 30 minutos, testar novamente cada rato para verificar os níveis de atividade durante 10 minutos. Registar quaisquer diferenças nos níveis de atividade antes e depois da administração de clorpromazina.

Calcule a percentagem de diminuição da atividade motora.

Cálculo da dose:

Peso do ratinho 30 G = 30 X 10-3Kg

A dose de diazepam é de 2 mg/Kg 1 Kg de animal requer uma dose de 2 mg

30 X 10-3Kg de animal necessário (?) = 60 X 10-3 mg

Solução de reserva = 0,2 mg/mL

0,2 mg de medicamento necessário1 ml de dose

60 X 10-3mg de medicamento necessário (?) = dose de 0,3 mL

Observações:

S.N.	Peso corporal (g)	Dose de tratamento medicamentoso	Volume do medicamento injetado (mL)	Atividade Locomotora (Pontuação) em 10 min	% Diminuição da atividade
1.	40	Diazepam 2 mg/kg (i.p)	0.40	717	201
2.	34		0.34	787	194
3.	30		0.30	696	298
4.	30		0.30	780	156

Conclusão:

A redução observada na atividade motora sugere a propriedade depressora do sistema nervoso central (SNC) da droga, enquanto um aumento da atividade motora indica a sua propriedade estimulante do SNC.

Outros medicamentos:

Depressores do SNC:

Cloridrato de clorpromazina (3 mg/kg, i.p. para ratos e ratinhos)

Fluoxetina (10 mg/kg, i.p. para ratos)

Imipramina (10-20 mg/kg, i.p. para ratinhos e ratos)

Fenobarbitona de sódio (10 mg/kg, i.p., tanto para ratos como para ratinhos)

Álcool (0,5-2 g, i.p., p.o. para ratinhos e ratos)

Estimulantes do SNC:

Cafeína (8-10 mg/kg, i.p. para ratinhos e 30 mg/kg, i.p. para ratos)

Anfetamina (1,5 mg/kg, i.p., para ratinhos e 3-5 mg/kg, s.c., i.p., para ratos)

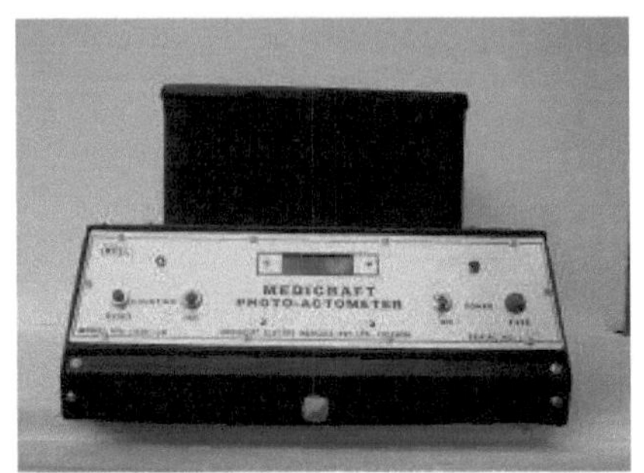
MEDICRAFT
PHOTO-ACTOMETER

12. EFEITO ANTICONVULSIVO DE FÁRMACOS PELO MÉTODO MES E PTZ

Requisitos: Electroconvulsiómetro, elétrodo (ocular ou auditivo), cronómetro.

Animais: Ratos ou ratazanas

Medicamentos: Pentilenotetrazol (Leptazole 80 mg/kg), Fenitoína (100 mg/kg), Trimetadiona (40 mg/kg), Solução salina.

Princípio:

As convulsões em ratos e ratinhos podem ser desencadeadas pela aplicação de uma corrente de alta tensão perto do cérebro ou pela administração de estimulantes adequados do SNC, como o pentilenotetrazol. O rastreio de agentes antiepilépticos envolve a indução de convulsões experimentais (ataques) e a avaliação da sua prevenção pelo fármaco que está a ser testado.

Teoria:

Epilepsia: Refere-se a um grupo de perturbações do SNC caracterizadas por disritmias cerebrais paroxísticas, que se apresentam como breves episódios de perda de consciência com ou sem movimentos corporais característicos, experiências sensoriais ou sintomas psiquiátricos.

- A epilepsia tem origem num foco no cérebro.
- O termo "epilepsia" vem das palavras gregas que significam "agarrar" ou "apoderar-se".

Convulsões: São alterações súbitas do comportamento ou da função motora causadas por uma descarga eléctrica com origem no cérebro.

Classificação das convulsões:

Convulsões parciais: Estas crises têm origem numa área específica de um lado do cérebro. São ainda classificadas em crises parciais simples e complexas, que se distinguem pela presença ou ausência de perturbação da consciência.

Crises parciais simples: Estas crises ocorrem sem perturbação da consciência.

Crises parciais complexas: Estas crises implicam uma perturbação da consciência.

Convulsões generalizadas: Estas convulsões afectam todas as áreas de ambos os lados do cérebro.

Crise de ausência (petit mal): Durante uma convulsão de ausência, os doentes podem parecer perder a concentração, olhar fixamente e sentir uma agitação das pálpebras durante um curto período de tempo, muitas vezes confundida com sonhar acordado, especialmente em crianças.

Clónicas (mioclónicas): As convulsões clónicas envolvem uma contração e relaxamento alternados, resultando em movimentos bruscos.

Tónicas: As crises tónicas envolvem a contração muscular.

Atónicas: As crises atónicas provocam relaxamento e paralisia flácida.

Tónico-clónica (grande mal): Estas convulsões envolvem fortes contracções musculares, levando frequentemente à paragem da respiração e da salivação. A fase tónica dura cerca de um minuto, seguida de movimentos violentos de sacudidelas durante 2 a 4 minutos.

Os medicamentos utilizados no tratamento da epilepsia são classificados da seguinte forma:

Barbitúricos: Incluindo a fenobarbitona e a mefobarbitona

Desoxibarbituratos: Como a primidona

Hidantoína: Exemplos incluem a fenitoína

Iminostilbenos: As carbamazepinas incluem-se nesta categoria

Succinimidas: A etosuximida é um medicamento representativo

Ácido carboxílico alifático: O ácido valpróico é um exemplo notável

Benzodiazepinas: Incluindo Clonazepam e Diazepam

Agentes mais recentes: A lamotrigina, a gabapentina e a vigabatrina estão entre estes

Diversos: Esta categoria inclui a Fenacetamida e a Acetazolamida

Procedimento:

a) Convulsão electroconvulsiva máxima (EEM):

- Os ratos com peso entre 150-250 gramas ou os ratinhos com peso entre 20-40 gramas são seleccionados para as experiências.
- Inicialmente, todos os animais são submetidos a um teste em que é aplicada uma corrente máxima de 150 mA para os ratos e de 80 mA para os ratinhos durante 0,2 segundos para induzir convulsões. Os animais que apresentem respostas convulsivas características são seleccionados para experiências posteriores.
- Os ratos ou ratinhos seleccionados, independentemente do sexo, são então divididos aleatoriamente em dois grupos: controlo e teste, sendo cada grupo composto por seis animais.
- O grupo de controlo recebe uma solução salina, enquanto o grupo de teste recebe fenitoína numa dose de 100 mg/kg.
- As convulsões são induzidas através da administração de um choque electroconvulsivo máximo de 80 mA para os ratinhos e de 150 mA para os ratos, durante 0,2 segundos, através de eléctrodos colocados no pavilhão auricular.
- São feitos registos das convulsões clónicas, da cauda de Straub, das convulsões tónicas, do estupor e da recuperação, tanto para os grupos de animais de controlo como para os de ensaio.

Métodos químicos:

- ❖ Os animais recebem uma injeção de Leptazole numa dose de 80 mg/kg por via intraperitoneal (i.p).
- ❖ Os animais que apresentem respostas convulsivas características são então seleccionados para experiências posteriores.
- ❖ Os ratos ou ratinhos escolhidos, independentemente do sexo, são divididos aleatoriamente em dois grupos: controlo e teste, sendo cada grupo constituído por seis animais.
- ❖ Ao grupo de controlo é administrada uma solução salina, enquanto o grupo de teste recebe fenitoína numa dose de 25 mg/kg i.p.
- ❖ A administração de Leptazole (80 mg/kg i.p) é efectuada e o tempo necessário para o início das convulsões é anotado.
- ❖ Em alternativa, pode ser utilizada picrotoxina numa dose de 6-7 mg/kg em vez de leptazol para induzir convulsões.

Observações e resultados:

As observações relativas aos animais do grupo de controlo são as seguintes

Convulsões clónicas: 13 segundos

Cauda de Straub: presente

Convulsões tónicas: 0,8 segundos

Estupor: 120 segundos

Recuperação

As observações relativas aos animais do grupo de ensaio são as seguintes:

Convulsões clónicas: 0,6 segundos

Cauda de Straub: ausente

Convulsões tónicas: 0,4 segundos

Estupor: 50 segundos

Recuperação

Tabela de observação:

Efeito da fenitoína na convulsão induzida eletricamente em ratos

N.º Sr.	Tratamento	Tónico	Clónico	Estupor	Recuperação/Morte
1	Solução salina (0,2 ml)	13	08	120	Recuperação
2	Solução salina (0,2 ml)	12	06	125	Recuperação
3	Solução salina (0,2 ml)	10	07	110	Recuperação
4	Solução salina (0,2 ml)	13	09	130	Recuperação
5	Solução salina (0,2 ml)	14	08	124	Recuperação
6	Solução salina (0,2 ml)	12	06	120	Recuperação
7	Fenitoína (100mg/kg)	06	03	50	Recuperação

N.º Sr.	Tratamento	Tónico	Clónico	Estupor	Recuperação/Morte
8	Fenitoína (100mg/kg)	05	04	45	Recuperação
9	Fenitoína (100mg/kg)	07	03	55	Recuperação
10	Fenitoína (100mg/kg)	06	05	60	Recuperação
11	Fenitoína (100mg/kg)	05	03	62	Recuperação
12	Fenitoína (100mg/kg)	06	02	65	Recuperação

Discussão:

- A epilepsia manifesta-se por descargas síncronas de impulsos no cérebro, frequentemente marcadas por vocalizações, gritos, convulsões tónicas e clónicas. Estes eventos estão normalmente associados a alterações da consciência e a picos anormais nas leituras do EEG.

- Observa-se que os fármacos capazes de prevenir as convulsões induzidas eletricamente são eficazes no tratamento da epilepsia de grande mal no ser humano, enquanto que os que apenas previnem as convulsões induzidas quimicamente são terapeuticamente úteis na epilepsia de pequeno mal.

13. ESTUDO DA ESTEREOTIPIA E DA ACTIVIDADE ANTI-CATATÓNICA DE FÁRMACOS EM RATOS/CAMUNDONGOS

A. Estereótipo

Requisitos:

Ratos: 150-200g

Ratos: 20-40g

Seringas e agulhas

Copos limpos (250 ml para ratinhos, 1000 ml para ratos)

Medicamentos:

Apomorfina:

Dosagem: 2,5mg/kg (i.p)

Solução de reserva: 0,25mg/mL

Administração: 1mL/100g de peso corporal do animal

Clorpromazina (0,3mg/mL)

Dosagem: 3mg/kg (i.p)

Solução de reserva: 0,3mg/mL

Administração: 1mL/100g de peso corporal do animal

Princípio:

O comportamento compulsivo refere-se à atividade sem objetivo exibida pelos animais, que se assemelha às anomalias comportamentais observadas em doentes esquizofrénicos que exibem acções repetitivas e sem objetivo. Este comportamento aberrante na esquizofrenia é atribuído à atividade neuronal excessiva dos agonistas dos receptores da dopamina, induzindo comportamentos estereotipados compulsivos em ratos e ratazanas. Estes comportamentos incluem ficar de pé repetidamente (rearing), cheirar continuamente (contacto do nariz com a parede) e lamber a parede do recipiente, que podem ser facilmente observados e pontuados subjetivamente.

Teoria:

A psicose refere-se a um estado em que os indivíduos estão fora de contacto com a realidade ou são incapazes de discernir entre experiências reais e irreais. A esquizofrenia, caracterizada por falsas percepções, está frequentemente associada a um aumento dos níveis de dopamina.

A psicose ou esquizofrenia surge devido a níveis elevados de dopamina.

Os receptores de dopamina são principalmente de dois tipos: D1 e D2.

Na psicose, os receptores D2 estão principalmente envolvidos, levando a um aumento dos níveis de dopamina no cérebro.

Procedimento:

- Pesar os animais e dividi-los em dois grupos, cada um composto por três animais.
- Um grupo serve de grupo de controlo e recebe soro fisiológico.
- O segundo grupo serve como grupo de teste e recebe clorpromazina (3 mg/kg).
- Após 30 minutos, injetar apomorfina (2,5 mg/kg) em todos os animais.
- Coloque-os individualmente em copos separados e observe os comportamentos compulsivos, tais como
- Criação: Estar repetidamente de pé
- Farejar: Contacto do nariz com a parede
- Lamber: Lamber a parede
- Observar o início das respostas aos 15, 30 e 60 minutos após a administração da injeção de apomorfina.

Atribuir pontuações com base na gravidade:

1: Presença de resposta

2: Resposta moderada

3: Resposta grave

Tabela de observação:

Efeitos	**Tempo em minutos**	**Pontuação para os animais do Grupo-1 (Salina + Apomorfina)**			**Pontuação para os animais do Grupo-2 (Clorpromazina + Apomorfina)**		
		1	**2**	**3**	**1**	**2**	**3**
Rearing	**15 min**	2	2	2	1	1	1
	30 min	3	3	3	1	2	2
	60 min	2	2	1	1	1	1
Farejar	**15 min**	3	3	3	1	3	2
	30 min	3	3	2	2	2	2
	60 min	2	2	2	1	1	1
Lamber	**15 min**	3	2	2	1	2	2
	30 min	3	3	3	1	2	2
	60 min	1	1	1	1	1	2
Pontuação		**2**	**2**	**1**	**1**	**15**	**15**

total	2	1	9	0		

Discussão:

Os comportamentos observados nos animais, de criar, cheirar e lamber, representam um comportamento compulsivo, análogo aos sintomas observados na esquizofrenia e na psicose nos seres humanos.

A psicose está associada a níveis elevados de dopamina, e os medicamentos antipsicóticos têm como objetivo reduzir esses níveis. A alteração dos níveis de dopamina está associada aos efeitos de domesticação observados. A apomorfina aumenta os níveis de dopamina, enquanto a clorpromazina os diminui.

Resultados:

A pontuação total dos animais do Grupo-2 é inferior à dos animais do Grupo-1, indicando que a clorpromazina reduz a pontuação total dos animais do Grupo-2 em comparação com os animais do Grupo-1. Isto sugere que a clorpromazina apresenta efeitos domesticadores contra o comportamento compulsivo induzido pela Apomorfina.

B. Anti-catónico

Requisitos:

Animal: Rato

Medicamento: Haloperidol (1 mg/kg, solução-mãe 1 mg/mL)

Equipamento: Dois blocos de madeira - um com 3 cm de comprimento e o outro com 9 cm de comprimento.

Princípio:

Sabe-se que os fármacos antipsicóticos dos tipos fenotiazina e butirofenona induzem efeitos secundários extrapiramidais nos seres humanos. Estes efeitos, como a acinesia, a rigidez e os tremores, assemelham-se aos sintomas da doença de Parkinson, caracterizados por dificuldade de movimentos, alterações da postura e tremores. Os sintomas extrapiramidais induzidos pelos fármacos antipsicóticos resultam do bloqueio excessivo dos receptores de dopamina no sistema motor extrapiramidal. Por conseguinte, as fenotiazinas são normalmente utilizadas para induzir sintomas extrapiramidais semelhantes aos de Parkinson em animais de laboratório, facilitando o estudo de medicamentos antiparkinsónicos como a levodopa, a atropina e a escopolamina.

Procedimento:

Dividir os animais em dois grupos.

O Grupo I recebe haloperidol, enquanto o Grupo II recebe uma injeção de levodopa, seguida da administração de haloperidol após 30 minutos.

A gravidade da resposta à catatonia observada é a seguinte:

Fases	Descrição	Pontuação
Fase - I	O rato move-se normalmente quando colocado na mesa	0
Fase - II	O rato só se move quando é tocado ou empurrado	1
Fase - III	O rato é colocado sobre a mesa com as patas dianteiras colocadas alternadamente sobre uma placa de 3 cm de comprimento do bloco não conseguir corrigir a postura em 10 segundos	0,5 (para cada pata - pontuação total 1)
Fase - IV	Rato colocado sobre a mesa com as patas dianteiras colocadas alternadamente sobre um 9 cm de comprimento do bloco não conseguir corrigir a postura em 10 segundos	1 (para cada pata) pontuação total 2)

Tabela de observação:

Grupo de animais	**N.º de animais**	**Peso corporal**	**Tratamento da toxicodependência**	**Volume injetado (mL)**	**Pontuação acumulada de todas as fases**
Controlo	1	250	Heloperidol (1 mg/Kg, i.p)	0.25	3
Controlo	2	320		0.32	3
Controlo	3	302		0.3	2.5
Controlo	4	340		0.34	2
Controlo	5	278		0.27	2.5
Teste	1	260	Levodopa (15 mg/Kg, i.p)	0.26	1
Teste	2	334		0.33	1
Teste	3	315		0.31	0.5
Teste	4	325		0.32	0.5
Teste	5	345		0.34	0.5

Discussão:

O pré-tratamento com fármacos anti-catatónicos, como a levodopa, a atropina e a escopolamina, administrados meia hora antes do haloperidol, reduziu significativamente os níveis de catatonia ou os níveis de intensidade.

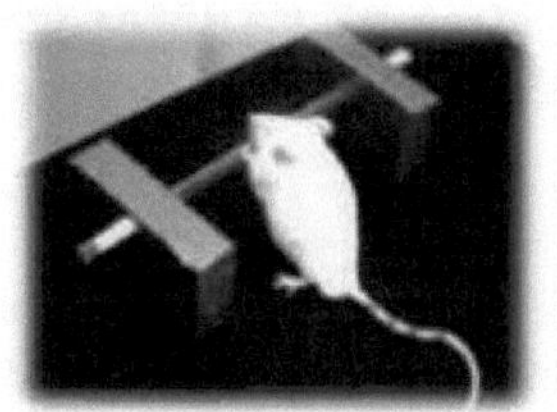 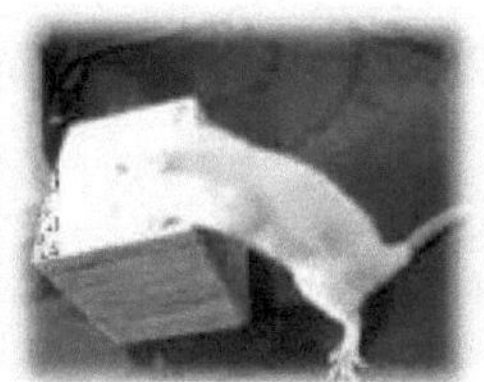 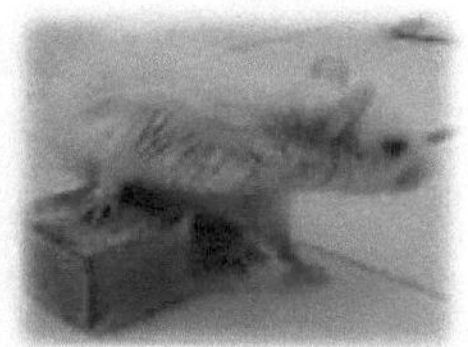

14. ESTUDO DA ACTIVIDADE ANSIOLÍTICA DE FÁRMACOS EM RATOS/CAMUNDONGOS

Introdução:

A ansiedade representa uma doença crónica caracterizada por uma sensação de apreensão avassaladora e duradoura, frequentemente acompanhada de manifestações físicas como suores, palpitações e níveis de stress elevados. Este estado emocional resulta de uma combinação de factores biológicos e ambientais. Embora a ansiedade seja uma experiência humana comum, torna-se patológica quando se torna excessiva e perturba o funcionamento normal. Distinguindo-se do medo pelo seu aspeto cognitivo, particularmente a antecipação de acontecimentos futuros, a ansiedade pode servir como uma resposta adaptativa, motivando acções de precaução, como a preparação meticulosa para falar em público. As perturbações de ansiedade, quer sejam primárias ou secundárias a condições médicas ou ao consumo de substâncias, abrangem um espetro de condições que vão desde a perturbação de ansiedade generalizada a fobias específicas, perturbação de pânico, perturbação obsessivo-compulsiva e perturbação de stress pós-traumático.

Modelos para a atividade ansiolítica em ratos/camundongos:

1. teste anti-ansiedade (modelo claro-escuro):

Objetivo e conceito:

Crawley e Goodwin (1980) e Crawley (1981) introduziram um modelo comportamental simples em roedores para avaliar compostos com potenciais propriedades ansiolíticas. Neste paradigma, os ratinhos ou ratos são autorizados a explorar um novo ambiente constituído por duas câmaras: um campo aberto bem iluminado e um canto escuro e abrigado. Espera-se que os compostos ansiolíticos aumentem a exploração de ambas as câmaras pelos animais e aumentem a atividade locomotora. O teste quantifica o número de transições entre áreas claras e escuras como um indicador dos efeitos ansiolíticos.

Procedimento:

A instalação experimental inclui uma câmara clara e uma câmara escura separadas por uma divisória equipada com fotocélulas. Uma gaiola para animais com 44 × 21 × 21 cm é parcialmente revestida com tinta spray preta, cobrindo um terço da sua superfície para criar a zona escura. Uma divisória com uma abertura de 13 cm de comprimento e 5 cm de altura separa a parte escura dos dois terços da gaiola que são iluminados. Um sistema eletrónico sofisticado, com quatro conjuntos de fotocélulas colocadas ao longo da divisória, regista automaticamente os movimentos através da abertura e regista a duração passada nos compartimentos claro e escuro. São introduzidos na gaiola ratos ou ratazanas machos, sem experiência, e 30 minutos antes da experiência são-lhes administrados os fármacos em estudo ou o veículo por via intraperitoneal. Em seguida, o seu comportamento é observado durante 10 minutos. Cada grupo de dose é normalmente constituído por 6-8 animais.

Avaliação:

São geradas curvas de dose-resposta e o número de transições através da partição entre as câmaras clara e escura é comparado com as contagens totais de atividade observadas durante o período de observação de 10 minutos.

2. **Ansiedade Antecipatória em Ratos:**

Objetivo e justificação:

Quando os ratos alojados em grupos são retirados sequencialmente da sua gaiola, os que são retirados mais tarde apresentam temperaturas rectais mais elevadas do que os que são retirados mais cedo. Este fenómeno observado é atribuído ao medo antecipatório de um acontecimento aversivo iminente, servindo de modelo para a ansiedade antecipatória.

Procedimento:

Para a experiência, são utilizados grupos de 18 ratinhos suíços albinos machos, com peso entre 25-30 g. Antes do ensaio, são administradas oralmente a cada grupo de 18 ratinhos várias doses de fármacos de ensaio, padrão (diazepam) ou solvente. Trinta minutos depois, o primeiro grupo de 3 ratos é retirado da gaiola e as suas temperaturas rectais são medidas utilizando uma sonda termistora lubrificada com silicone (2 mm de diâmetro, inserida 2,5 cm no reto). A temperatura média destes 3 ratos iniciais é registada como valor basal. Em seguida, determina-se a temperatura corporal dos restantes três ratos. A diferença entre o valor médio destes ratos e os valores basais é calculada como um aumento. Os grupos de teste tratados com o veículo apresentam aumentos que variam entre 1,1 e 1,3 °C.

Avaliação:

Os valores de aumento médio dos grupos tratados ± SEM são comparados estatisticamente com os controlos através da análise ANOVA.

3. interação social em ratos:

Objetivo e justificação:

Num ambiente desconhecido e bem iluminado, os comportamentos sociais típicos dos ratos, tais como cheirar, mordiscar e cuidar, são reduzidos. Observou-se que os compostos ansiolíticos revertem esta supressão.

Procedimento:

Os ratos Sprague-Dawley machos, com peso entre 225-275 g, são alojados em grupos, sendo cada grupo constituído por 5 animais. A instalação experimental para avaliar as alterações do comportamento social e exploratório é constituída por uma caixa aberta de 51 × 51 cm e 20 cm de altura, com áreas marcadas de 17 × 17 cm no chão. Uma hora antes do ensaio, dois ratos ingénuos, cada um proveniente de gaiolas separadas, recebem a administração oral do composto de ensaio. Em seguida, são colocados na caixa e o seu comportamento é registado remotamente através de vídeo durante 10 minutos. São observados dois comportamentos distintos:

Interação social, avaliada pelo momento em que o parceiro cheira, rasteja por baixo ou trepa por cima do parceiro e investiga os genitais do parceiro.

Atividade exploratória, quantificada pelo número de passagens de linha marcadas no chão da caixa de ensaio. Cada nível de dose é testado com seis pares de animais.

Avaliação:

As respostas comportamentais dos pares tratados são comparadas com os dados obtidos de seis pares de animais não tratados, utilizando a análise de variância de fator único seguida do teste de Dunnett.

4. Teste do labirinto em cruz elevado:

Objetivo e justificação:

Entre os vários testes de labirinto, tais como o labirinto aquático, o labirinto em Y, o labirinto radial e o labirinto em cruz elevado, este último ganhou uma aceitação generalizada em laboratório. É particularmente valorizado pela sua capacidade de identificar seletivamente fármacos ansiolíticos e ansiogénicos. Espera-se que os compostos ansiolíticos, ao reduzirem a ansiedade, aumentem o tempo de exploração nos braços abertos do labirinto, enquanto os compostos ansiogénicos produzem o efeito oposto.

Procedimento:

O labirinto em cruz é composto por dois braços abertos, com 50 × 10 × 40 cm cada um, e dois braços fechados com as mesmas dimensões, dispostos de forma a que os braços abertos fiquem opostos um ao outro. Elevado a uma altura de 50 cm, o labirinto é utilizado para testar ratos com um peso compreendido entre 200 e 250 g, que são alojados aos pares durante 10 dias antes da experimentação. Durante este período, os ratos são manuseados pelo investigador em dias alternados para minimizar o stress. São utilizados grupos de 6 ratos por dose. Trinta minutos após a administração intraperitoneal do medicamento em estudo ou do padrão, o rato é posicionado no centro do labirinto, de frente para um dos braços fechados. Durante um período de teste de 5 minutos, são registados os seguintes parâmetros: o número de entradas e o tempo passado nos braços abertos e fechados, bem como o número total de entradas nos braços.

Avaliação:

A atividade motora e o tempo de exploração do braço aberto são avaliados, sendo os valores dos grupos tratados expressos em percentagem dos controlos. Sabe-se que as benzodiazepinas e o valproato diminuem a atividade motora e aumentam o tempo de exploração do braço aberto.

5. Teste do labirinto aquático:

Objetivo e justificação:

O labirinto aquático é um instrumento para avaliar as capacidades de aprendizagem espacial dos ratos.

Procedimento:

O labirinto aquático é constituído por um tanque circular com 100 cm de diâmetro, com uma parede colocada 20 cm acima da superfície da água. No interior do tanque, uma plataforma circular com 9 cm de diâmetro está escondida 2 cm abaixo do nível da água. A água é tornada opaca com uma suspensão de dióxido de titânio e mantida a cerca de 23 °C durante toda a experiência. O treino é efectuado durante três dias consecutivos, sendo cada rato submetido a quatro ensaios consecutivos por dia, separados por intervalos de 6 a 10 minutos. O período de latência, desde o momento em que o rato é colocado na água até localizar a plataforma, é registado. Se o animal não encontrar a plataforma no prazo de 3 minutos, é gentilmente guiado até ela e deixado permanecer sobre ela durante 10 segundos.

Avaliação:

Após o treino, a plataforma é retirada e o comportamento do rato no labirinto aquático é avaliado. Especificamente, mede-se o tempo passado no quadrante alvo (o quadrante onde a plataforma estava anteriormente localizada) e o número de travessias sobre a localização original da plataforma nos primeiros 60 segundos de exposição. O tempo necessário para efetuar a primeira travessia sobre este local serve de indicador de desempenho para cada ensaio. É sabido que a buspirona e as benzodiazepinas aumentam a latência para encontrar a plataforma durante o treino e prejudicam tanto a frequência como a duração das travessias do anel.

6. Teste da escada:

Objetivo e justificação:

Quando os roedores são introduzidos num novo ambiente, é frequente verificar-se um conflito entre a vigilância motivada pela ansiedade e o comportamento exploratório, o que leva a um aumento dos níveis de atividade. No paradigma da escada, acredita-se que subir degraus reflecte a atividade exploratória ou locomotora, enquanto o comportamento de levantar serve como indicador de ansiedade. O registo do número de rearing e de degraus subidos num período de 5 minutos permite a dissociação destes parâmetros, o que é considerado caraterístico dos fármacos ansiolíticos.

Procedimento:

Para as experiências com ratos, a escada é constituída por cinco degraus idênticos, cada um com 2,5 cm de altura, 10 cm de largura e 7,5 cm de profundidade. São utilizados ratos machos com peso entre 18 e 24 g, sendo que cada animal participa no ensaio apenas uma vez. O composto ou padrão de ensaio é administrado por via oral 1 hora ou 30 minutos antes do ensaio, consoante o protocolo. O ratinho é colocado no chão da caixa, de costas para a escada, e o número de degraus subidos e de recuos é contado durante um período de 3 minutos.

Avaliação:

O grupo de controlo não tratado e o grupo que recebeu o padrão são compostos por doze ratos cada. A média do número de passos e de passagens observada no grupo de controlo é designada por 100%. Os valores obtidos nos animais tratados são expressos em percentagem dos controlos.

7. Teste de roer a cortiça no rato:

Objetivo e justificação:

O comportamento de roer a cortiça em ratos foi proposto como um método de seleção de ansiolíticos do tipo buspirona.

Procedimento:

Os ratos Evans machos adultos são utilizados como cobaias e são alojados em grupos de quatro por gaiola, em condições normais de luz/obscuridade, com acesso ad libitum a alimentos e água. Durante a sessão de ensaio, um rato é colocado numa gaiola de aço inoxidável com um fundo de rede metálica. A sessão consiste em colocar o sujeito na gaiola de teste com uma rolha de cortiça que pesa entre 2-3 g durante 30 minutos. Inicialmente, o comportamento de roer apresenta uma variabilidade dentro de cada sujeito e entre sujeitos, com quantidades relativamente elevadas a serem roídas. No entanto, após 30 sessões de treino, a quantidade diminui e estabiliza. Os compostos de teste são injectados 30 minutos antes do teste, sendo retirado o alimento. A perda média de cortiça observada durante os dias de controlo anteriores serve como linha de base, e a quantidade após o tratamento medicamentoso é expressa como uma percentagem da linha de base. Os compostos relacionados com a buspirona, as benzodiazepinas e o meprobamato demonstram um aumento dose-dependente na roedura da cortiça.

Avaliação:

Cada rolha é pesada com uma aproximação de 0,01 g antes e depois da sessão.

8. Polidipsia induzida por horário em ratos:

Objetivo e justificação:

Quando os ratos privados de comida são expostos a um fornecimento intermitente de comida, exibem uma tendência para consumir grandes quantidades de água quando lhes é dada a oportunidade. Esta resposta comportamental, conhecida como polidipsia induzida pelo horário, é o foco da investigação.

Procedimento:

Os ratos Wistar machos, com peso entre 180-250 g, são alojados individualmente num ciclo de 12 horas de luz/12 horas de escuridão durante um período de aclimatação de uma semana, durante o qual têm acesso ilimitado a alimentos e água. Posteriormente, são submetidos a uma dieta restrita destinada a manter 80% do seu peso corporal em regime de alimentação livre. Para induzir a polidipsia, os ratos são colocados em câmaras de ensaio situadas em caixas com atenuação do som. Nestas câmaras, um distribuidor de pellets liberta automaticamente dois pellets de 45 mg num horário fixo de alimentação de 60 segundos durante uma sessão de ensaio de 150 minutos. A água está permanentemente disponível nas câmaras de ensaio. Após quatro semanas de exposição ao programa de alimentação de 60 segundos, cerca de 80% dos ratos satisfazem o critério pré-estabelecido para o consumo de água (mais de 60 ml de água por sessão), o que indica um comportamento polidíptico.

Avaliação:

Os dados experimentais que comparam os efeitos da administração crónica dos compostos na polidipsia induzida pelo programa são analisados através do teste U de Mann-Whitney.

9.4 Ensaio em placa em ratinhos:

Objetivo e justificação:

O teste das quatro placas em ratos serve como um método de rastreio rápido para tranquilizantes menores.

Procedimento:

A caixa de ensaio tem uma forma retangular, medindo 25 × 18 × 16 cm, com o chão coberto por quatro placas metálicas rectangulares idênticas (8 × 11 cm) separadas por um espaço de 4 mm. Cada placa está ligada a uma fonte de corrente contínua, que aplica um choque elétrico ligeiro de 0,35 mA durante 0,5 segundos a duas placas adjacentes, provocando uma reação de fuga nos animais. Os ratos albinos suíços machos adultos, pesando entre 17 e 23 g, são distribuídos aleatoriamente por diferentes grupos. Trinta minutos antes do ensaio, os animais recebem injecções intraperitoneais do medicamento em estudo ou do veículo. No início do ensaio, o rato é colocado suavemente numa placa e deixado a explorar o recinto durante 15 segundos. Posteriormente, sempre que o animal passa de uma placa para outra, o experimentador electrifica todo o chão durante 0,5 segundos, provocando uma reação de fuga do rato.

Avaliação:

O número de vezes que o aparelho é electrificado é contado de minuto a minuto durante 10 minutos. A aplicação de choques reduz significativamente a atividade motora. O número de choques recebidos durante o primeiro minuto é tomado como parâmetro, que se sabe aumentar com a administração de tranquilizantes menores, como as benzodiazepinas.

10. COMPORTAMENTO DE CONGELAMENTO INDUZIDO POR CHOQUE NO PÉ EM RATOS:

Objetivo e justificação:

O comportamento de congelamento induzido por choque no pé em ratos é proposto como um modelo para avaliar ansiolíticos.

Procedimento:

São utilizados ratos Sprague-Dawley machos com peso entre 200 e 350 g. Os animais recebem uma única injeção intraperitoneal do composto de ensaio ou do veículo 30 minutos antes de serem colocados numa câmara de condicionamento padrão (por exemplo, Coulborn Instruments) para uma sessão de 6,5 minutos. Aos 2 e 2,5 minutos após o início da sessão, é administrado um choque no pé (0,5 mA, 0,5 s) através do chão de grelha da câmara. São observados os seguintes comportamentos exclusivos:

Congelamento: imobilidade com postura corporal rígida

Postura sedada: sentado ou a dormir

Pequenos movimentos exploratórios: movimentos que envolvem apenas o tronco ou as patas dianteiras, movimentos verticais da cabeça ou farejar

Locomoção: atividade que envolve as patas traseiras, a limpeza ou a criação. A frequência do ato de levantar também é contada. Todos os comportamentos são monitorizados durante toda a sessão de 6,5 minutos.

Avaliação:

A duração do congelamento induzido pelo choque no pé após o segundo choque é considerada o parâmetro crítico. O tempo passado na postura de congelamento após a administração de compostos de ensaio é comparado com os controlos.

11. Ansiedade induzida por mCPP em ratos:

Objetivo e justificação

O metabolito do medicamento antidepressivo trazodona, 1-(3-clorfenil) piperazina (mCPP), classificado como agonista 5-HT1C ou agonista 5-HT1B/2C, demonstrou ser ansiogénico. O antagonismo destes sintomas foi proposto como modelo de seleção de fármacos ansiolíticos.

Procedimento:

Os ratos Sprague Dawley machos, pesando entre 220-250 g, são alojados em grupos de seis, num ciclo de 12 horas de luz/obscuridade, com acesso ilimitado a alimentos e água.

Locomoção induzida por mCPP:

Os ratos são doseados com o composto em estudo ou o veículo por via oral 1 hora ou intraperitoneal (i.p.) 30 minutos antes do ensaio de locomoção. Em seguida, são injectados com 7 mg/kg de mCPP i.p. ou solução salina, em grupos de quatro, 20 minutos antes do ensaio. No início do ensaio, são colocados em gaiolas automatizadas de atividade locomotora. A locomoção é registada através da quebra alternada de dois feixes de fotocélulas que atravessam extremidades opostas da caixa, 3,9 cm acima do nível do chão.

hipofagia induzida por mCPP:

No dia 1, os ratos são alojados individualmente e, no dia 3, são privados de alimentos. Vinte e três horas depois, são tratados por via oral com o medicamento em estudo ou com o veículo. Quarenta minutos depois, é-lhes administrado 5 mg/kg de mCPP ou soro fisiológico por via i.p. Passados mais 20 minutos, são colocadas quantidades pesadas dos seus alimentos normais nos seus funis alimentares, sendo medida a quantidade restante após 1 hora.

Avaliação:

O efeito do composto de ensaio na hipolocomoção induzida por mCPP é determinado por ANOVA de uma via e teste de Newman-Keuls. A dose que produz 50% de desinibição do mCPP também é estimada. Os dados do teste de alimentação são submetidos a uma ANOVA de uma via e ao teste de Dunnett.

12. resposta acústica de sobressalto em ratos:

Objetivo e justificação:

O reflexo de sobressalto acústico, um comportamento relativamente simples observado em mamíferos, envolve uma série rápida de movimentos que se originam na cabeça e se estendem aos principais grupos musculares. Este reflexo pode servir como uma ferramenta valiosa para determinar os locais e mecanismos de ação dos medicamentos.

Procedimento:

Para a experiência, são utilizados ratos Wistar machos com cerca de 200 g de peso. Os reflexos acústicos de sobressalto são medidos com um aparelho especialmente concebido para o efeito, como o Coulborn Instruments Acoustic Response Test System. Os ratos são colocados individualmente em gaiolas ao ar livre de 8 × 8 × 16 cm, que restringem a locomoção sem imobilizar os animais. São utilizadas câmaras acústicas com atenuação do som para garantir uma medição exacta quando o som é produzido. Os dados são registados automaticamente por um microcomputador com interface. São realizados pré-testes para estabelecer valores de controlo para todos os animais. Os animais são tratados com fármacos ou veículos de ensaio, administrados por via oral ou subcutânea, 2 horas antes da experiência.

Avaliação:

Os resultados são apresentados como uma variação percentual em relação aos valores obtidos no pré-teste e analisados utilizando uma ANOVA unidirecional, seguida do teste de Dunnett, conforme apropriado.

13. PROCEDIMENTO DE CONFLITO INCONDICIONADO (TESTE DE VOGEL):

Objetivo e justificação:

É descrito um procedimento de conflito simples e fiável para testar agentes ansiolíticos, em que são administrados choques a ratos sedentos e ingénuos enquanto lambem água.

Procedimento:

O aparelho é constituído por uma caixa de acrílico transparente, de cor preta, com um chão de grelha de aço inoxidável. Uma garrafa de água com um tubo metálico para beber é fixada no exterior de um pequeno compartimento, permitindo que o tubo se estenda para dentro da caixa a uma altura de 3 cm acima da grelha. Os ratos lambem a um ritmo constante de 7 lambidelas por segundo, com um circuito de bebedouro ligado entre o tubo de água e o chão da grelha, completando o circuito sempre que o rato lambe o tubo. O choque é administrado nas patas do animal. Trinta minutos após a injeção intraperitoneal, o rato é colocado no aparelho e é-lhe permitido encontrar o tubo de bebida e completar 20 lambidelas antes da administração do choque. O rato controla a duração do choque retirando-se do tubo. Um cronómetro de 3 minutos é automaticamente iniciado após o fim do primeiro choque, durante o qual os choques são administrados após cada vigésima lambidela. O número de choques administrados durante a sessão de 3 minutos é registado para cada animal.

Avaliação:

O número de choques recebidos após o tratamento é comparado com o dos animais não tratados. As benzodiazepinas aumentam o número de choques de forma dependente da dose, enquanto os barbitúricos exibem atividade em doses baixas neste teste.

14. Alimentação com supressão de novidades:

Objetivo e justificação:

A introdução de um rato esfomeado num ambiente não familiar com acesso a alimentos conduz normalmente a uma diminuição do comportamento alimentar em comparação com o ambiente familiar. Este fenómeno, denominado hiponeofagia, ocorre devido à novidade do ambiente de teste. A evitação de alimentos novos é conhecida como neofobia alimentar. Acredita-se que tanto a hiponeofagia como a neofobia alimentar aumentam a ansiedade, criando uma situação de conflito resultante do medo do novo ambiente e dos novos alimentos, e da vontade natural de comer.

Procedimento:

O aparelho de ensaio inclui campos abertos individuais de Plexiglas com 76 × 76 × 46 cm. Trinta granulados de ração Purina lab chow são colocados numa pilha no centro de cada campo aberto. Os animais são tratados durante três semanas antes dos testes comportamentais. Quarenta e oito horas antes do ensaio, todos os alimentos são retirados da gaiola, mantendo-se a água acessível. Uma hora antes do ensaio, os animais recebem uma injeção intraperitoneal de fármacos de ensaio ou do veículo. Durante o ensaio, os animais são colocados em campos abertos individuais contendo alimentos, sendo registado o tempo necessário para começarem a comer. Se um animal não começar a comer em 720 segundos, o teste é interrompido e o animal recebe uma pontuação de latência de 720 segundos.

Avaliação:

Um efeito ansiolítico é definido como uma redução significativa na latência média para começar a comer em comparação com os controlos do veículo.

15. Procedimento de conflito da sonda de choque:

Objetivo e justificação:

Quando os ratos são introduzidos num ambiente de teste novo que contém uma sonda, a frequência do contacto físico com a sonda diminui, especialmente quando a sonda é electrificada. No entanto, os ratos tratados com ansiolíticos tendem a continuar a tocar na sonda electrificada.

Procedimento:

O ambiente de ensaio é constituído por uma câmara de acrílico de 40 × 40 × 40 cm, com um pavimento de grelha metálica. Quando o animal toca simultaneamente nos dois fios com qualquer parte do seu corpo, é percorrido por uma corrente contínua. Sessenta minutos após o tratamento com soro fisiológico ou com uma substância de ensaio, o animal é colocado num canto posterior da caixa de ensaio, afastado da sonda. O número de respostas que o animal dá durante o período de 5 minutos subsequente é registado.

Avaliação:

Podem ser estabelecidas curvas de dose-resposta para vários fármacos em diferentes intensidades de choque. O teste U de Mann-Whitney é utilizado para avaliar as diferenças entre as condições experimentais. Para verificar se o tratamento com um fármaco aumenta a resposta acima do nível de controlo salino, é utilizado um teste t unilateral para controlo.

16. Comportamento defensivo induzido por ultrassom em ratos:

Objetivo e justificação:

A produção de chamadas ultra-sónicas na gama de 20-27 kHz é utilizada para evocar comportamentos defensivos específicos em ratos, que são parte integrante da sua estratégia de sobrevivência natural.

Procedimento:

A instalação experimental é constituída por um campo aberto circular com 75 cm de diâmetro e paredes de 46 cm de altura, equipado com uma câmara de vídeo suspensa para observação. Os comportamentos locomotores são registados e analisados através de um sistema de rastreio computorizado capaz de captar movimentos rápidos, permitindo quantificar as alterações induzidas pelos ultra-sons no comportamento locomotor, incluindo a velocidade máxima, a velocidade média e a distância percorrida pelos animais. Os animais são introduzidos na arena de ensaio 20 minutos depois de receberem uma injeção intraperitoneal do fármaco ou do veículo, e a sua atividade locomotora é medida. Passados 2 minutos, são expostos a um som de ultra-sons de onda quadrada de 20 kHz durante 1 minuto, seguido de mais 2 minutos sem som. Este procedimento é repetido para cada nível de intensidade com um intervalo de 1 minuto. Os valores da atividade locomotora são então calculados para a velocidade máxima, velocidade média e distância total percorrida durante o período de teste de 5 minutos e expressos como uma série de intervalos de 15-20 segundos.

Avaliação:

Os dados relativos à velocidade máxima são analisados através de uma ANOVA de duas vias. As interacções significativas entre o tratamento e o tempo são ainda avaliadas utilizando ANOVAs unidireccionais para pontos de tempo individuais, seguidas do teste post-hoc de Duncan para novos intervalos múltiplos.

17. Bateria de testes de ansiedade/defesa em ratos:

Objetivo e justificação:

Esta bateria de procedimentos foi concebida para avaliar as respostas defensivas dos ratos quando confrontados com um predador natural, como um gato. As principais medidas abrangem a inibição de movimentos, a avaliação de riscos e a supressão de comportamentos não defensivos, tanto durante como após a exposição ao gato.

Procedimento:

O aparelho de teste consiste em duas câmaras paralelas de 53 × 20 × 25 cm cada, equipadas com cinco fotocélulas montadas a distâncias iguais para monitorizar os movimentos do sujeito. A avaliação começa com um teste de proxémia/atividade, seguido de uma análise do comportamento de comer/beber uma semana mais tarde, ambos realizados em condições de luz vermelha fraca.

Teste de Proxémia/Atividade:

Os ratos são colocados individualmente nas câmaras de ensaio. Após um período de 5 minutos antes do gato, este é introduzido num compartimento durante 5 minutos. Após a remoção do gato, o comportamento é monitorizado durante um período adicional de 15 minutos após o gato.

Teste Comer/Beber:

Os ratos recebem 2 g de cereais de chocolate finamente triturados em dois dias consecutivos após o teste proxémico/de atividade para se familiarizarem com este alimento preferido. É induzida uma ligeira privação de água, retirando as garrafas de água 24 horas antes do teste de comer/beber. À semelhança do teste proxémico/atividade, as frequências e durações do comer e beber são medidas durante os períodos gato e pós-gato.

Avaliação:

A análise dos dados é efectuada através de técnicas de análise de variância (ANOVA).

15. ESTUDO DOS ANESTÉSICOS LOCAIS POR DIFERENTES MÉTODOS

Introdução:

A anestesia local refere-se a qualquer método que induza a ausência de sensibilidade numa área específica do corpo, normalmente para obter analgesia local, ou insensibilidade à dor, embora possa também afetar outros sentidos locais. As várias técnicas de anestesia local incluem:

Anestesia tópica (superfície)

- Administração através de cremes, géis, pomadas, líquidos ou sprays que contenham anestésico dissolvido em DMSO ou noutros veículos para uma absorção mais profunda
- Infiltração
- Bloqueio do plexo braquial
- Bloqueio epidural (extradural)
- Raquianestesia (bloqueio subaracnóideo)
- Iontoforese

Propriedades dos agentes anestésicos ideais:

- Os agentes anestésicos ideais possuem várias propriedades essenciais:
- Não devem irritar o tecido em que são aplicados.
- Não devem causar alterações duradouras na estrutura do nervo.
- A sua toxicidade sistémica deve ser mínima.
- Devem ser eficazes, independentemente de serem injectados nos tecidos ou aplicados localmente nas membranas mucosas.
- O início da anestesia deve ser rápido.
- A duração da ação deve ser suficiente para completar o procedimento, mas não excessivamente longa para exigir uma recuperação prolongada.
- Devem ter uma potência suficiente para proporcionar uma anestesia completa sem necessidade de soluções concentradas adicionais que possam causar danos.
- Não devem provocar reacções alérgicas.
- Devem ser estáveis em solução e sofrer biotransformação no organismo.
- Devem ser estéreis ou susceptíveis de serem esterilizados pelo calor sem se deteriorarem.

Alguns métodos de rastreio de anestésicos locais em estudos pré-clínicos:

1. Anestesia de condução

A. Anestesia de Condução no Nervo Ciático da Rã

Procedimento:

- São utilizadas rãs (Rana temporaria) de ambos os sexos, mantidas a 4°C. A rã é decapitada com uma tesoura. São feitas incisões na região da coxa, de ambos os lados, e os nervos ciáticos são cuidadosamente expostos na coxa para evitar estiramentos ou lesões.

- A rã é suspensa numa prancha vertical. Colocam-se suavemente à volta do nervo ciático, durante 1 minuto, pequenos pedaços de algodão branco embebidos em várias concentrações das preparações em estudo (de 0,05% a 1%) ou do padrão.
- Em seguida, retira-se a compressa de algodão e as extremidades da rã são imersas num banho com solução de NaCl a 0,65%. Isto permite testar a duração e a reversibilidade do efeito anestésico local.
- Um dos lados é utilizado para a preparação do teste e o outro para o padrão (por exemplo, butanilicaína a 0,25%). De 3 em 3 minutos, a rã é retirada do banho e os dedos das pernas ou a articulação do tornozelo são apertados três vezes com pequenas pinças.
- A contração reflexa é abolida quando a anestesia de condução é eficaz. Os estímulos são repetidos de 3 em 3 minutos até ao desaparecimento da anestesia. São utilizadas duas a cinco rãs para cada concentração.

Avaliação:

- O tempo de início e a duração da anestesia são registados para cada concentração. Podem ser estabelecidas curvas de tempo-resposta e dose-resposta.

B. Anestesia de Condução no Nervo Ciático do Rato

Procedimento:

- São utilizados ratos machos Wistar ou Sprague Dawley com peso entre 125 e 175 g. O animal é suspenso numa posição de decúbito ventral, segurando a base da cauda e a caixa torácica.
- Um dos membros posteriores é estendido até ao seu comprimento máximo e a depressão para a inserção da agulha é localizada através da palpação com o dedo indicador esquerdo. O local de injeção é a área sob a pele na junção dos músculos bíceps femoral e glúteo máximo.
- O nervo ciático é bloqueado na região do meio da coxa com 0,2 ml da solução medicamentosa administrada por uma agulha de calibre 24 a 25 ligada a uma seringa de tuberculina de 0,25 ml.
- Normalmente, é utilizada uma solução a 1% do fármaco em NaCl a 0,9% como solução de teste. A outra perna é utilizada para um fármaco de controlo (por exemplo, procaína ou lidocaína).
- Imediatamente após a injeção, são efectuados controlos repetidos do dígito do pé e do comportamento de marcha.
- Na pata normal, os dígitos estão bem separados, enquanto na pata bloqueada os dígitos da pata estão próximos uns dos outros. Além disso, o êxito do bloqueio é evidenciado pelo arrastamento da pata e pela incapacidade do animal de utilizar a pata ao subir a cobertura de rede metálica inclinada da gaiola.

- ❖ Depois de registar o tempo de bloqueio de cada pata, cada animal é examinado a cada 5 a 10 minutos para observar o tempo de recuperação.

Avaliação:

- ❖ A partir dos dados, calculam-se as médias para o início e a duração da ação e anota-se a frequência dos bloqueios. Podem ser estabelecidas curvas de dose-resposta utilizando várias doses do composto em estudo e do padrão, e podem ser calculados os rácios de potência.

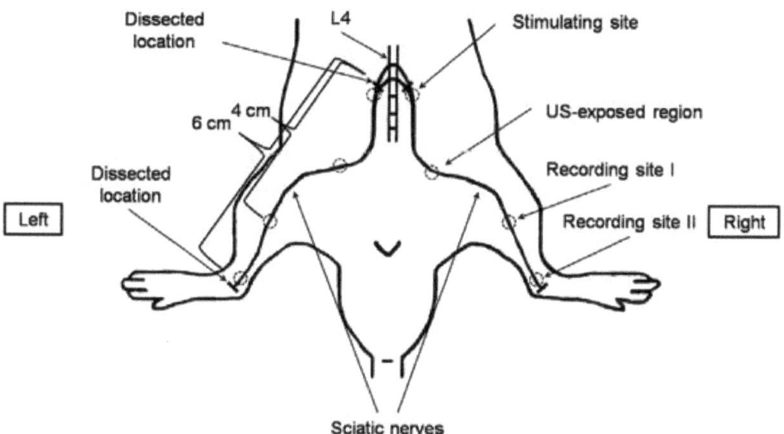

C. Anestesia de condução na cauda do rato

Procedimento:

- ❖ Para cada dose, são utilizados grupos de 10 ratinhos (estirpe NMRI), de ambos os sexos, com peso compreendido entre 18 e 22 g. Antes da administração do composto em estudo ou do padrão, determina-se o tempo de reação normal.
- ❖ O rato é colocado numa pequena gaiola com uma abertura para a cauda na parede posterior. O investigador segura suavemente a cauda do rato. Através da abertura de um obturador, um feixe de luz que exerce calor radiante é direcionado para o terço proximal da cauda.
- ❖ Cerca de 6 segundos depois, o investigador observa a reação do animal. O rato tenta retirar a cauda e vira a cabeça. O obturador é fechado com um interrutor quando esta reação é observada pelo investigador.
- ❖ Os ratos com um tempo de reação superior a 6 segundos são excluídos do ensaio. Os compostos de ensaio e o padrão são injectados num volume de 0,1 ml de ambos os lados na zona da raiz da cauda.
- ❖ Após 10 minutos, os animais são novamente expostos ao calor radiante. A zona de aquecimento situa-se a cerca de 1,5 cm distal do local da injeção. O tempo de reação é anotado para cada animal.

Avaliação:

- ❖ Existem dois métodos de avaliação:

- Os valores médios do tempo de reação após cada intervalo de tempo são calculados e comparados com o valor do pré-teste através de uma análise de significância.
- Em cada intervalo de tempo, apenas os animais que apresentem um tempo de reação duas vezes superior ou superior ao valor do pré-teste são considerados positivos. As percentagens de animais positivos são registadas para cada intervalo de tempo e cada dose, e os valores ED50 são calculados de acordo com Litchfield e Wilcoxon.

D. Bloqueio Retrobulbar em Cães

Procedimento:

- São utilizadas cadelas jovens de raça mestiça com peso entre 13 e 15 kg. Vinte e quatro horas antes do teste, é administrada uma pomada de eserina (fisostigmina) a 0,25% em cada saco conjuntival do cão. É administrado pentobarbital (25 mg/kg) por via intravenosa, seguido de uma dose repetida de 10 mg/kg a intervalos de uma hora, mantendo o animal em anestesia ligeira (reflexo corneano presente).
- Dez minutos após a indução, o cão é posicionado numa posição de 30 graus com a cabeça para baixo e são administrados 20 ml de tetracaína a 0,05% no espaço epidural através do ligamento interaracnoideu. A síndrome de Horner manifesta-se em 5 minutos.
- Em seguida, uma lâmpada cirúrgica de 150 watts é focada no olho a uma distância de 1 metro. Quinze minutos depois, é efectuado um bloqueio retrobulbar: A esclerótica é agarrada com uma pinça oftálmica e o globo ocular é puxado para baixo e medialmente; uma agulha de calibre 23 é então inserida através do músculo reto superior, tangencialmente ao globo.
- A agulha é imobilizada após indicação de penetração no espaço retrobulbar; a colocação correcta é confirmada pelo movimento livre da ponta da agulha e pela protrusão-rotação do globo ocular após a injeção de 1 ml de ar.
- Após a aspiração, são injectados 2 ml do anestésico testado a uma velocidade de 0,5 ml por segundo. A pupila dilata-se e atinge o seu diâmetro máximo (6 mm) em poucos minutos.
- O diâmetro aparente é medido com uma régua de 2 cm de comprimento, calibrada em milímetros, aplicada suavemente no centro da córnea.
- A medição da pupila é efectuada de 15 em 15 segundos durante 5 minutos e depois de 5 em 5 minutos até ao reaparecimento da miose máxima (pontual e assimétrica), um ponto final preciso que coincide geralmente com o reflexo corneano e o lacrimejo.

Avaliação:

A latência da droga (em minutos) e a duração (em unidades de 5 minutos) são calculadas como média para ambos os olhos de cada animal, e a média e o desvio padrão são calculados para todos os animais testados. É efectuada uma análise de variância para identificar diferenças significativas entre os vários anestésicos locais.

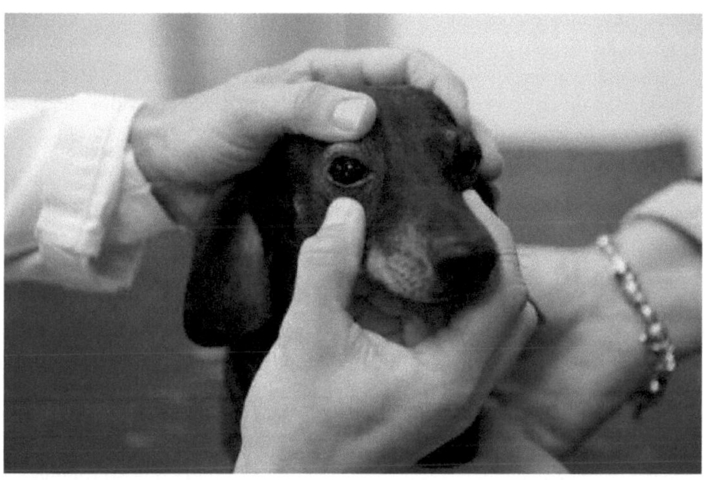

2. Anestesia de infiltração

Procedimento:

- São seleccionadas cobaias adultas de ambos os sexos, com peso entre 250 e 300 g. No dia anterior à experiência, o pelo do dorso é cortado e são raspadas duas zonas de 4-5 cm de diâmetro.
- Isto pode causar alguma irritação, que normalmente desaparece durante a noite. A sensibilidade da pele é mais elevada na linha média e ligeiramente maior na zona frontal do que na zona posterior. Por conseguinte, cada concentração de um anestésico local deve ser testada em ambas as áreas.
- Podem ser efectuados simultaneamente seis testes com três cobaias. As doses de anestésico local são injectadas por via intracutânea em 0,1 ml de soro fisiológico. Três cobaias recebem uma dose na zona anterior e outra na zona posterior, sendo o tamanho da pápula marcado com tinta.
- Um lado é destinado à preparação para o ensaio, enquanto o outro lado é destinado ao padrão (por exemplo, 1% de butanilicaína).
- A resposta à picada de agulha é avaliada 5 minutos após a injeção. Após a observação da reação normal do animal a uma picada aplicada fora da pápula, são administradas seis picadas dentro da pápula, sendo contado o número de picadas às quais a cobaia não reage.
- As picadas são efectuadas a intervalos de aproximadamente 3-5 segundos. São efectuadas seis picadas de 5 em 5 minutos, durante 30 minutos. Depois de concluído o teste em três cobaias, as mesmas soluções são injectadas em outras três cobaias, sendo a solução utilizada na parte da frente aplicada na parte de trás e vice-versa.

Avaliação:

- O número de vezes que a picada não provoca uma resposta durante o período de 30 minutos é contado e a soma, de um total de 36 possíveis, fornece uma indicação do grau de anestesia.
- Utilizando várias doses, podem ser estabelecidas curvas de dose-resposta. Para as curvas de tempo-resposta, os testes de picada são repetidos de 10 em 10 minutos. O tempo de meia-vida é calculado como o momento em que, após anestesia completa, 3 de 6 picadas provocam novamente uma resposta.

3. A. Anestesia de superfície na córnea de coelhos

Procedimento:

- Os coelhos albinos de ambos os sexos, com um peso compreendido entre 2,5 e 3 kg, são alojados em gaiolas de retenção para coelhos. As pestanas superiores e inferiores são cuidadosamente cortadas.
- O saco conjuntival de um olho é suavemente mantido aberto para formar uma bolsa. Utilizando uma seringa de 1 ml com uma agulha de calibre 22, aplicam-se 0,5 ml da solução anestésica no saco conjuntival durante 30 segundos.
- O processo é repetido, assegurando que é aplicado um total de 1,0 ml no espaço de 1 minuto. Entretanto, é administrado 1 ml do padrão (solução de cloridrato de tetracaína a 0,1%) no outro olho.
- Os anestésicos locais eficazes eliminam o reflexo corneano (pestanejar) induzido por qualquer toque na córnea. Para uma avaliação quantitativa, recomenda-se a irritação com uma cerda de acordo com von Frey (1894, 1896, 1922).
- Um pelo de equídeo, com uma carga de 230 mg, é fixado perpendicularmente a uma barra de vidro. A córnea é tocada 100 vezes num período de 25 segundos. A soma de vários estímulos aplicados desta forma produz resultados mais fiáveis do que um único toque com uma vareta de vidro.
- O teste começa 5 minutos após a aplicação do fármaco e é repetido de 5 em 5 minutos até a anestesia se dissipar e o pestanejar recomeçar. A duração entre o desaparecimento e o reaparecimento do reflexo corneano é registada.

Avaliação:

- Utilizando o tempo de perda do reflexo da córnea como parâmetro após várias aplicações de dose, podem ser formuladas curvas de dose-resposta e podem ser calculados rácios de potência comparados com o padrão.

B. Supressão do reflexo de espirro em coelhos

Procedimento:

- São seleccionados para a experiência grupos de coelhos machos com 3 kg de peso. A solução de ensaio é aplicada na membrana mucosa de uma narina utilizando um tampão de algodão.

- ❖ Simultaneamente, a solução de um anestésico local padrão é administrada na mucosa nasal da outra narina. Após um intervalo de 2 minutos, a mucosa é estimulada com um lápis fino.
- ❖ A ausência do reflexo de espirro é considerada indicativa de anestesia completa. Subsequentemente, a estimulação é repetida a intervalos de 3, 6, 10 e 15 minutos, seguida de novas avaliações de 5 em 5 minutos até ao reaparecimento do reflexo de espirro. São aplicadas diferentes concentrações do composto de ensaio e do padrão.

Avaliação:

- ❖ A perda do reflexo de espirro serve como parâmetro para avaliar a eficácia de diferentes doses. Ao traçar curvas de dose-resposta, podem ser determinados os rácios de potência em comparação com o padrão. Além disso, a duração da atividade pode ser analisada para avaliar o efeito sustentado da anestesia.

4. Anestesia epidural em cobaias

Procedimento:

- ❖ Anestesiar cobaias machos de 300-500 g com uma injeção intraperitoneal de uma solução aquosa contendo hidrato de cloral (42,5 g/l), etanol (90 g/l), propilenoglicol (428 g/l), pentobarbitona sódica (9,75 g/l) e cloreto de magnésio (21 g/l).
- ❖ É efectuada uma incisão na pele a partir do nível da fossa lombossacra, estendendo-se aproximadamente 1,5 cm para baixo, para expor a área sacral ao longo da linha média.
- ❖ Com a coluna vertebral fletida, o ligamento intervertebral lombossacro é cuidadosamente incisado para criar uma pequena abertura. Através desta abertura, é introduzido um cateter de polietileno (PE 10) até 1,5 cm ao longo do teto do canal vertebral, visando a região L4-L5.
- ❖ O cateter é suturado de forma segura à fáscia lombar sobrejacente, que é então fechada. Em seguida, o cateter é introduzido por baixo da pele e retirado através de uma incisão na região do pescoço.
- ❖ Após a fixação do cateter à fáscia dos músculos do pescoço e o encerramento das incisões, o cateter é preenchido com soro fisiológico e selado.
- ❖ Após um período de recuperação de pelo menos 1 dia, são injectados 0,1 ml de lidocaína a 2,0% durante 1 minuto e os bloqueios motor e sensorial são avaliados.
- ❖ A administração bem sucedida de lidocaína, resultando num bloqueio bilateral e reversível, indica uma preparação bem efectuada. Utiliza-se um mínimo de 8 animais para cada experiência subsequente com as soluções de teste.

Avaliação:

- ❖ O tempo médio de início e a duração do bloqueio são calculados com base no número de pernas afectadas pelo bloqueio.

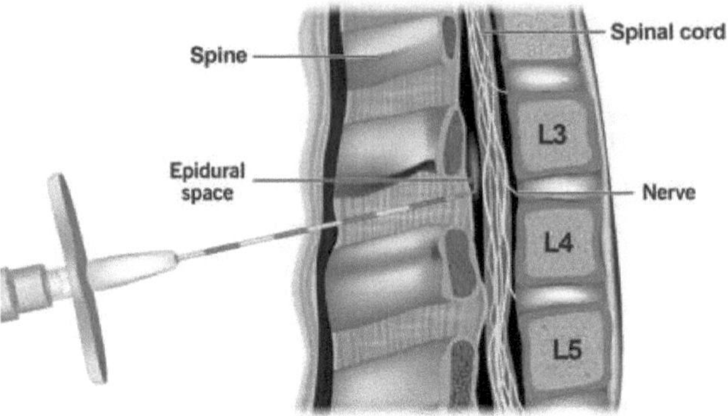

5. Anestesia espinhal em ratos

Procedimento:

- Para o procedimento, são utilizados ratos Sprague-Dawley machos com um peso de 50-75 g. O rato é seguro pela cintura pélvica para garantir a estabilidade.
- Utilizando uma agulha de calibre 30 ligada a uma seringa Hamilton de 25 µl, a agulha é inserida no tecido de um lado do processo espinhoso de L5 ou L6 num ângulo de aproximadamente 20°.
- A agulha é então avançada até ao sulco entre os processos espinhoso e transverso, seguido de um movimento adicional para a frente, para o espaço intervertebral, num ângulo de cerca de 10°. Cerca de 0,5 cm da agulha penetra na coluna vertebral.
- A colocação correcta da agulha é confirmada pela observação de um arqueamento da cauda. Os fármacos, dissolvidos em soro fisiológico ou água, são administrados num volume de 5 µl.

Avaliação:

- A antinocicepção é avaliada através de um ensaio modificado de movimento da cauda em ratos, em que a cauda do rato é exposta a uma fonte de calor radiante focalizada.
- O grau de antinocicepção é quantificado em percentagem do efeito máximo possível. Esta percentagem é calculada para cada dose em cada tempo medido, permitindo a determinação dos valores ED50.

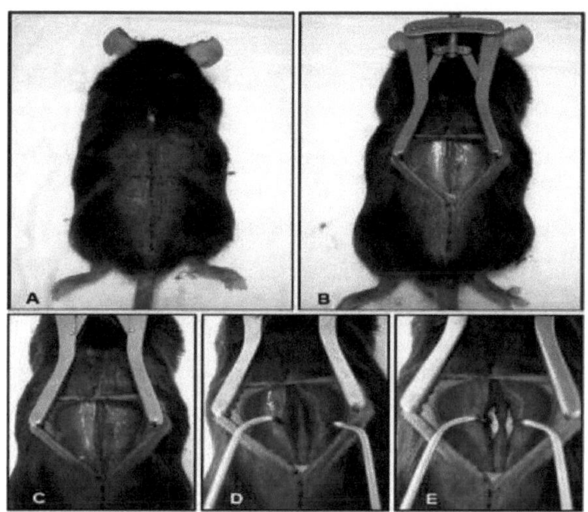
A
B
C
D
E

REFERÊNCIAS:

1. Rang H. P., Dale M. M., Ritter J. M., Flower R. J., Rang and Dale's Pharmacology, Churchil Livingstone Elsevier

2. Katzung B. G., Masters S. B., Trevor A. J., Basic and clinical pharmacology, Tata McGraw-Hill

3. Goodman e Gilman, The Pharmacological Basis of Therapeutics (As bases farmacológicas da terapêutica)

4. Marry Anne K. K., Lloyd Yee Y., Brian K. A., Robbin L.C., Joseph G. B., Wayne A. K., Bradley R.W., Applied Therapeutics, The Clinical use of Drugs, The Point Lippincott Williams &Wilkins

5. Mycek M.J, Gelnet S.B e Perper M.M. Lippincott's Illustrated Reviews-Pharmacology

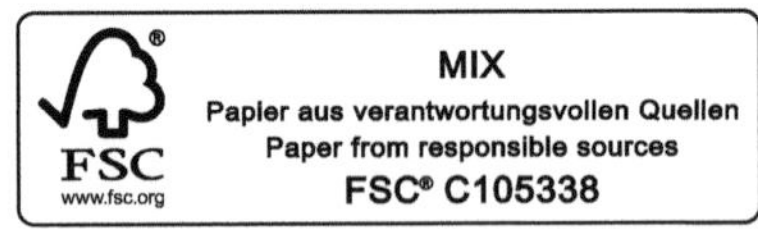

Printed by Books on Demand GmbH, Norderstedt / Germany